Monthly Book

Medica　itation

　あたって………

　医科歯科連携が診療報酬改定に大きく取り上げられる昨今，本企画編集を依頼された．リハビリテーション科医は，その職業特性から多くの医療福祉(教育)関係職種とコンタクトする必要があり，またその職種の深淵の知識・技術を理解すれば，患者・家族にとってこれまでにないくらいの幸せをもたらすことと信じている．自分の尊敬する藤島一郎先生や，一緒に働いた水間正澄先生などは，そのような先生方であった．

　元来，医療そのものは，どの職種でも一人だけで成し得ることができない仕事であり，また確かな知識だけではなく，多くの研鑽と経験が必要である．同じリハビリテーション科の医師であっても，「先達はあらまほし事なり(徒然草)」の心を忘れず，良い指導者に巡り会うことも大切なことであると信じている．

　さて，そんな中で「お口の知識」とはなんぞや？と自問自答した．私達，歯科医師からすると至極当然のことであり，まさにその専門家である．ところが，歯科にはさらにサブスペシャリティーがあることを知っている方は少ないのではないであろうか．ちなみに，医療法で標榜できる診療科名は，歯科・小児歯科・矯正歯科・歯科口腔外科の4つであるが，本学の歯科病院の院内掲示には，18もの診療科が掲示されている．インプラント歯科や歯周病科などは読者の皆様にも馴染みがあるのではないだろうか．

　そこで，まず企画として，ライフサイクルを考えた．子どもから高齢者まで，そして医療の場によって考えてみた，急性期病棟から在宅まで．ここまでくると，あとはその道のプロに依頼するだけである．冒頭に記した「その職種の深淵の知識・技術を理解すれば，患者・家族にとってこれまでにないくらいの幸せをもたらす」ことを記していただけるスペシャリストを選択させていただいた．幸いなことに，私の拙い人間関係でも，懸命にお願いすれば執筆していただけることが，大きな財産となった．それだけ，今，医科歯科連携の関係性の向上を歯科医師も願っていることをぜひ知っていただきたい．そして，本特集は，現在の歯科界から届けることができる最良の内容であることを確信している．各診療部門の所属学会・研究会の理事長や副理事長，会長を連ね，また，歯科医療関係者でなくともわかりやすく執筆いただいた．自分が編集で読み返しても，納得のいく内容である．ぜひ，リハビリテーション科医だけではなく，多くの関連職種の方にも一読いただきたいと思っている．歯科の深淵をしっかりと覗いていただいて，患者・家族の幸せの一助となればこのうえのない喜びである．著名な執筆者らを代表して，本特集が新たな医療福祉の時代の大きな架け橋となれば幸いである．

2020 年 7 月
弘中祥司

Key Words Index

Writers File

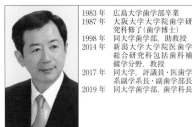

小野高裕
（おの たかひろ）

1983年	広島大学歯学部卒業
1987年	大阪大学大学院歯学研究科修了（歯学博士）
1998年	同大学歯学部，助教授
2014年	新潟大学大学院医歯学総合研究科包括歯科補綴学分野，教授
2017年	同大学，評議員・医歯学系副学系長・副歯学部長
2019年	同大学歯学部，歯学科長

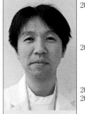

中村祐己
（なかむら ゆうき）

2008年	大阪大学歯学部歯学科卒業 同大学歯学部附属病院，研修歯科医（顎口腔機能治療部）
2013年	同大学大学院歯学研究科修了 同大学歯学部附属病院，専修歯科医（顎口腔機能治療部）
2014年	いぶき歯科医院，副院長
2016年	兵庫医科大学歯科口腔外科学講座，助教

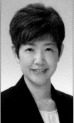

両角祐子
（もろずみ ゆうこ）

1995年	日本歯科大学新潟歯学部卒業
1999年	同大学大学院新潟歯学研究科修了 同大学新潟歯学部歯周治療学教室，助手
2006年	同大学新潟生命歯学部歯周病学講座，講師
2010年	同，准教授

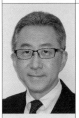

木本茂成
（きもと しげなり）

1984年	神奈川歯科大学歯学部卒業
1988年	同大学大学院歯学研究科修了（小児歯科学専攻）
1991～92年	米国ミズーリ州セントルイスワシントン大学，客員研究員
2000年	神奈川歯科大学小児歯科学分野・附属病院小児歯科，講師
2006年	同，教授
2013年	同大学附属病院，副院長
2016年	公益社団法人日本小児歯科学会，理事長 日本歯科医学会，常任理事
2017～19年	厚生労働省厚生科学審議会専門委員会会 歯科口腔保健推進に関するワーキンググループ，委員
2018年	一般社団法人日本歯科専門医機構，業務執行理事

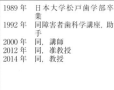

野本たかと
（のもと たかと）

1989年	日本大学松戸歯学部卒業
1992年	同障害者歯科学講座，助手
2000年	同，講師
2012年	同，准教授
2014年	同，教授

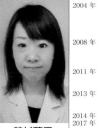

若杉葉子
（わかすぎ ようこ）

2004年	東京医科歯科大学歯学部歯学科卒業 同大学大学院医歯学総合研究科高齢者歯科学分野入局
2008年	同大学大学院医歯学総合研究科博士課程修了 同大学歯学部附属病院高齢者歯科学講座，医員
2011年	大阪大学歯学部附属病院顎口腔機能治療部，医員
2013年	東京医科歯科大学歯学部附属病院高齢者歯科学講座，非常勤講師
2014年	同，助教
2017年	医療法人社団悠翔会悠翔会在宅クリニック歯科診療部

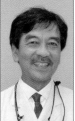

佐藤裕二
（さとう ゆうじ）

1982年	広島大学歯学部卒業
1986年	同大学大学院歯科補綴学第一講座修了，歯学博士 同大学歯学部附属病院，助手
1988～89年	アメリカ合衆国NIST，客員研究員
1990年	広島大学歯学部歯科補綴学第一講座，講師
1994年	同，助教授
2002年	昭和大学歯学部高齢者歯科学，教授
2018～20年	日本老年歯科医学会，理事長

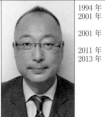

弘中祥司
（ひろなか しょうじ）

1994年	北海道大学歯学部卒業
2001年	同大学歯学部小児歯科学講座，助手
2001年	昭和大学歯学部口腔衛生学教室，助手
2011年	同，准教授
2013年	同大学歯学部スペシャルニーズ口腔医学講座口腔衛生学部門，教授 同大学口腔ケアセンター長（兼務）

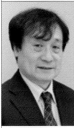

高橋浩二
（たかはし こうじ）

1983年	昭和大学歯学部卒業
1987年	同大学大学院卒業 同大学歯学部第一口腔外科学教室，助手
1990～92年	米国フロリダ州タンパ退役軍人病院臨床研究員：Dr.Michael Groherに師事
1992年	昭和大学歯学部第一口腔外科学教室，講師
1994～96年	癌研究会病院頭頸科，医員（現在も同科頭頸部癌術後嚥下障害の診療担当）
2004年	昭和大学歯学部口腔リハビリテーション科，科長・同大学歯学部，助教授
2007年	同大学歯学部口腔リハビリテーション科，教授
2012年	同大学歯学部スペシャルニーズ口腔医学講座口腔リハビリテーション医学部門，教授

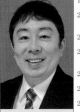

古屋純一
（ふるや じゅんいち）

1996年	東京医科歯科大学歯学部卒業
2000年	同大学大学院歯学研究科高齢者歯科学専攻修了（歯学博士）
2005年	岩手医科大学歯学部歯科補綴学第一講座
2010年	同大学歯学部歯科補綴学講座有床義歯補綴学分野
2013～14年	Harvard School of Dental Medicine
2014年	岩手医科大学歯学部補綴・インプラント学講座
2015年	東京医科歯科大学大学院地域・福祉口腔機能管理学分野
2020年	昭和大学歯学部高齢者歯科学講座，講師

Contents

リハビリテーション科医が知っておきたい「お口」の知識

編集企画／昭和大学教授　弘中　祥司

Monthly Book

MEDICAL REHABILITATION No. 252/2020. 8 目次

編集主幹／宮野佐年　水間正澄

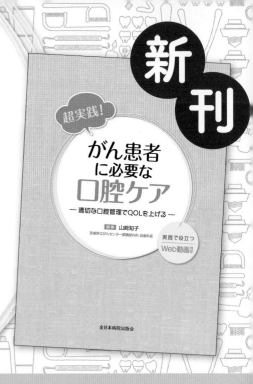

超実践!

がん患者に必要な 口腔ケア

― 適切な口腔管理でQOLを上げる ―

編集 山﨑知子 (宮城県立がんセンター頭頸部内科 診療科長)

2020年4月発行　B5判　120頁
定価 (本体価格3,900円+税)

新刊

がん患者への口腔ケアについて、重要性から実際の手技、さらに患者からの質問への解決方法を、**医師・歯科医師・歯科衛生士・薬剤師・管理栄養士の**多職種にわたる執筆陣が**豊富なカラー写真・イラスト、わかりやすいWeb動画**とともに解説!
医科・歯科を熟知したダブルライセンスの編者が送る、実臨床ですぐに役立つ1冊です!

目 次

 全日本病院出版会　〒113-0033 東京都文京区本郷 3-16-4　Tel:03-5689-5989
www.zenniti.com　　　　　　　　　　　　　　　　　　　　　　　　Fax:03-5689-8030

MB Med Reha No.252：1-5, 2020

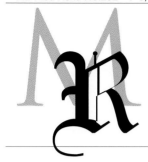

特集／リハビリテーション科医が知っておきたい「お口」の知識

日本人の口腔（総論）

弘中祥司*

Abstract 近年では口腔-全身の健康状態の関連は，歯周病と糖尿病などのエビデンスにもあるように，医療関係者の中でもよく知られるようになった．また「口腔ケア」という用語も，多職種連携のツールとして，脚光を浴びることも多くなった．我々，歯科医師・歯科衛生士は，専門的知識を持って患者個々人の口腔の衛生面と機能面を管理しており，その点では「口腔健康管理〈オーラルマネージメント〉」が歯科の専門性の本態をよく表していると思う．

少子高齢社会の中で高齢者は多くの歯を保持し，多死多歯の時代に入った．しかしながら歯の喪失の原因は，昔は外傷やう蝕であったが，現在では圧倒的に歯周病である．歯や歯周組織といった口腔の器質的な面だけではなく，今後は口腔機能も効率良く評価し，何歳になっても，より良く維持する．そんな戦略的な口腔健康管理が我が国にとても重要であることを医療関係者に理解いただきたい．

Key words 口腔ケア(oral(health)care)，口腔健康管理(oral health management)，口腔健康戦略(oral health strategy)

はじめに

本特集号は様々な業務を通じて，リハビリテーション科医やセラピストとかかわっている歯科について，「口・口腔」を通じてさらに理解を深めていただきたいとの趣旨で編集を行わせていただいた．折りしも，今まさに COVID-19 の席巻で，世界の医療事情がかなり変化したことは間違いない．リハビリテーション科医やセラピストの業務も同様であるが，我々の歯科の分野でも，ここ10年，歯科医療の高度化，多様化，複雑化，急激な少子高齢化や生活環境の変化に伴う疾病構造の変化，ならびに医療の質や安全に対する社会的要求に対応するために，歯学教育，歯学領域の研究，歯科保険医療制度のすべてにおいて変化している．その流れにいち早く対応した改革が必要であることは間違いない[1]．

近年では口腔内の健康状態と全身の健康状態の関連は歯周病と糖尿病の関連[2]や，口腔の健康管理が在院日数を減らす[3]などのエビデンスもあるように，医療関係者の中でもよく知られるようになった．一方で，「口腔ケア」という用語も，多職種連携の今日，脚光を浴びることも多くなった．

「口腔ケア」と「口腔健康管理」

「口腔ケア」と「口腔健康管理」は，「oral(health) care」と「oral health management」と英訳することができる．我々歯科医師・歯科衛生士は，もちろん口腔ケアについての知識のエキスパートであるが，患者個々人の口腔の衛生面と機能面を管理しており，その点では「口腔健康管理〈オーラルマネージメント〉」が本態をよく表していると思う．本特集号では，多職種連携の観点から，平易に「口腔ケア」という用語を用いて各執筆者に執筆いた

* Shouji HIRONAKA，〒142-8555 東京都品川区旗の台 1-5-8　昭和大学歯学部スペシャルニーズ口腔医学講座口腔衛生学部門，教授

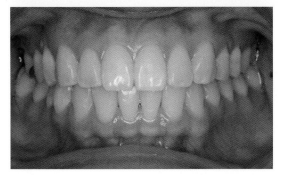

図 1. これからの世代に多くなる，きれいな口腔

だいた．ただし，我々は歯科界の専門性から，こ
れからの時代に向けて「口腔健康管理〈オーラルマ
ネージメント〉」と定義し[4)5]，同時に普及も目指し
ていかなければならないので，本稿の読者諸氏は
注意願いたい．

少子高齢社会の中での歯科の役割

　我が国は，着実に人口減少が進んでおり，その
中でも少子高齢化が加速している．低年齢児のう
蝕の洪水は去った．12歳時の永久歯のう蝕のむし
歯等数は令和元(2019)年度に0.70本と統計史上
最低値を示す．親世代が12歳時と考えられる平成
元(1989)年のデータでは4.30本であるため，およ
そ1/6に減少したことになる．すなわち，子ども
のむし歯は減少したため，この世代が高齢者にな

るときには，今とはまた違った高齢者の口腔健康
管理(口腔ケア)が必要となってくると予想される
(図1)．

　一方で，高齢者のほうに目を向けると，我が国
の100歳以上の高齢者数は目を見張るべき増加傾
向で，2015年以降毎年3万人以上が100歳を迎
え，2019年時点で100歳以上の総数は7万人を超
えている．一方で，日本歯科医師会の8020運動
(80歳になっても20本以上自分の歯を保とう，と
いう運動)も健康日本21(第二次)[6]の目標である
「80歳で歯が20本以上残存する割合50%」が平成
28(2016)年度に到達する[7]など，健康な高齢者も
増加していることがわかる(図2)．

　しかしながら，歯周病の重症化と関連する4
mm以上の歯周ポケットを持つ者の割合(図3)は，
歯を喪失しない分，増加している[7]．これは糖尿
病と歯周病の関係性にもあるように，このまま放
置すれば，我が国の糖尿病患者数も増加しかねな
い．歯の喪失の原因は，昔は外傷やう蝕が多かっ
たが，現在では圧倒的に歯周病である．歯周病は，
歯を支える組織の健康が大切であり，そのために
も，戦略的な口腔健康管理が重要であるというこ
とはいうまでもない．

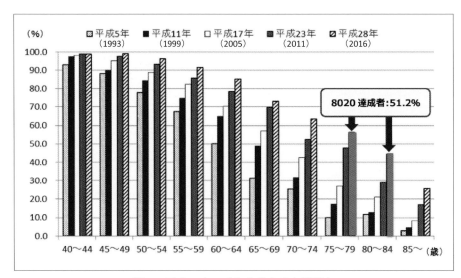

図 2. 平成28(2016)年歯科疾患実態調査

（文献7より）

これからの「お口」の健康戦略

　以前は，高齢者に対しての口腔ケアというと，自歯がほとんどなくなっていることが多く，口の中を清拭し，入れ歯を調整するなどであり，どの職種でも患者の口の中をキレイにする，サッパリさせることは難しい作業ではなかったと思う．しかしながら今後は，たくさんの歯が残った高齢者が増えることが予想される．そうすると，患者本人や歯科以外の職種からの歯科治療への需要の変化が起こることは容易に想像できる．中医協資料（平成29(2017)年)[8]でも，歯の形態の回復を中心とした「治療中心型」の歯科治療から，口腔機能の維持・回復を中心とした「治療・管理・連携型」の歯科治療にシフトすることを挙げ，警鐘を鳴らし

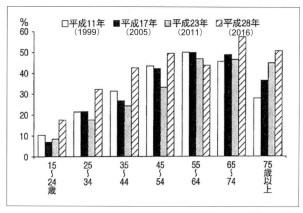

図 3. 4 mm 以上の歯周ポケットを有する患者の割合
（文献 7 より）

ている（**図4**）．そして令和2(2020)年度の診療報酬改定（歯科）において，新たに非経口摂取患者口腔粘膜処置(100点)が新設された．経口摂取困難な患者で，患者自身による口腔清掃が困難な者に対して適応されるようになった．このように，健康

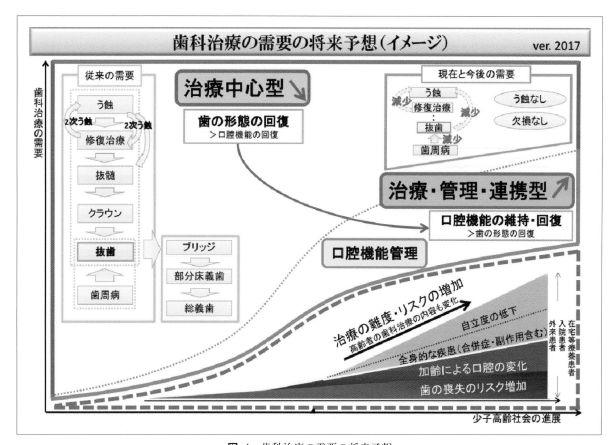

図 4. 歯科治療の需要の将来予想

（文献 8 より）

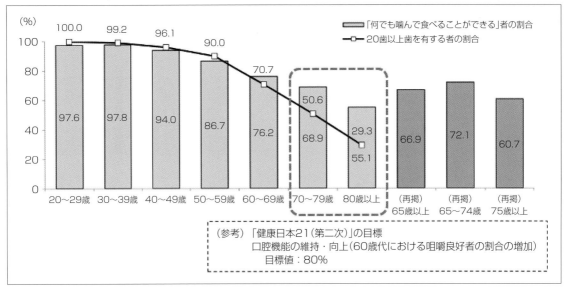

図5. 何でも噛んで食べられる者の割合

（文献6より）

な人のう蝕や歯周病はかなりの比率で制御されてきているが，小児患者や要介護者，障害者，さらには入院中や在宅療養者のようにセルフケアが十分に実施できない方への歯科医療のパラダイムシフトが急務であることが叫ばれている．そのパートに関して，他稿においてそれぞれの専門家に詳しく解説していただく．

　平成29（2017）年の国民健康・栄養調査[6]で，70歳以上の高齢者は，20歯以上歯を有する割合が半数以下にもかかわらず，半数以上が何でも噛んで食べることができると回答している（図5）．入れ歯をすることで噛む力が維持されているのかどうかについては，このデータからは判断できない．しかし，食べ物には様々な硬さのものがある．すなわち，「何でも噛んで食べられている」と回答した者は，知らずしらずのうちに軟らかい食材を選択している可能性がある．これが，まさに高齢者のフレイリティサイクルであり，オーラルフレイルの概念に通じるところである．

　昨今は，男女問わず料理ができる人が多いが，今の高齢者世代は調理を行えない男性が多い．調理技術の有無は長寿の重要なファクターであると聞く．口腔機能低下やオーラルフレイルの概念は，回復可能であるところが大きなポイントであるが，ライフスタイルを健康長寿型にシフトチェ

ンジする時代が到来したと思われる．未来の医科歯科連携は「お口」の健康管理を通じる．新たなライフステージに応じた総合的な医療保健対策であると考えている．口腔健康管理は，単に歯磨きをしっかりするなどではなく，より深く口腔機能を評価する時代に突入している．本誌が多職種連携のひとつの架け橋となることを祈念しております．

文　献

1) 日本学術会議歯学委員会委員長　渡邉　誠ほか：日本の展望―学術からの提言 2010：報告　歯学分野の展望, 2010.〔http://www.scj.go.jp/ja/info/kohyo/pdf/kohyo-21-h-2-8.pdf〕（2020年5月18日アクセス）

2) 日本歯周病学会：糖尿病患者に対する歯周治療ガイドライン, 改訂第2版, 日本歯周病学会, 2014.
　Summary 2009年に初めて発表された糖尿病患者に対する歯周治療ガイドラインの改訂であり，初版で「歯周治療はHbA_{1c}の改善に有効か？」という推奨度がグレードC1〔行うよう勧めるだけの根拠がない〕から本改訂でグレードB〔行うよう勧める〕へアップしている.

3) 寺岡加代ほか：入院患者に対する包括的口腔管理システムの構築に関する研究, 財団法人8020推進財団, 2006.
　Summary 本報告書では，「口腔ケアによる医療の質向上に繋がる調査報告」，ならびに「病棟で歯

科が関わる先駆的取り組み」についてまとめられており，今後の医科歯科連携の礎となる文献である．

4) 一般社団法人 日本老年歯科医学会(編)：老年歯科医学用語辞典，第2版，医歯薬出版，2016.
5) 眞木吉信：「口腔ケア」って何ですか？ 老年歯誌，**32**(4)：422-425，2018.
6) 厚生労働省：健康日本21(第二次)．〔https://www.mhlw.go.jp/stf/seisakunitsuite/bunya/kenkou_iryou/kenkou/kenkounippon21.html〕(2020年3月22日アクセス)
7) 厚生労働省：平成28年歯科疾患実態調査，2016.
Summary 現在の我が国の歯科疾患全般について記載されている．詳細な数字を調べたい方は，ぜひ見ていただきたい．
8) 中医協資料：歯科治療の需要の将来予想(イメージ)．歯科医療(その2)，平成29(2017)年12月6日.
9) 厚生労働省：平成29年国民健康・栄養調査報告．2017．〔https://www.mhlw.go.jp/stf/seisakunitsuite/bunya/kenkou_iryou/kenkou/eiyou/h29-houkoku.html〕(2020年3月22日アクセス)

MB Med Reha **No.252**：**6-13**, 2020

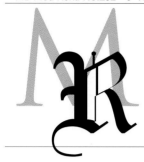

特集／リハビリテーション科医が知っておきたい「お口」の知識

小児の口腔と口腔ケア（総論）

木本茂成*

Abstract　小児期，特に乳幼児期は成長に伴う口腔内の形態変化とともに，哺乳から離乳を経て咀嚼機能を獲得し，その過程において嚥下機能の成熟をはかる時期である．このように形態的ならびに機能的に大きく変化する時期であるため，各発育段階における口腔の特徴と成長発育に即した口腔ケアが必要である．

生後7か月を過ぎると乳歯の萌出が開始し，それと同時に口腔内にう蝕原因菌の代表となるミュータンス連鎖球菌が定着を開始する．特に最初の乳臼歯が萌出を開始する1歳半を過ぎると，定着する子どもの割合は急激に増加し，3歳の時点ではほぼ8割の子どもの口腔内に同菌が定着している．このように摂食嚥下機能を獲得する乳歯の歯列完成期においては，摂取する食品の多様化とともに，う蝕罹患の危険性が増加する．口腔内の形態変化と機能の発達が著しい時期においては，歯列の発育段階に応じた口腔ケアを行うことが必要である．

Key words　歯列・咬合の発育（development of dentition and occlusion），ミュータンス連鎖球菌（Mutans streptococci），母子伝播（mother-to-child transmission），保護者による仕上げ磨き（tooth brushing by parents），離乳（weaning）

小児の口腔

1．歯の萌出と歯列の発育

1）乳歯の萌出

乳歯は乳児期後半の生後7～8か月頃に下顎の前歯から萌出を開始する[1]．その後，上下顎の前歯（乳切歯）が萌出し，満1歳の頃には上下顎の切歯4歯（合計8歯）が萌出を完了する．そして，離乳が完了して卒乳の時期となる1歳6か月頃には最初の臼歯である第一乳臼歯が萌出を完了して咬合するようになる．乳犬歯は1歳3～6か月頃，第二乳臼歯は2歳を過ぎてから萌出を開始し，3歳頃に乳歯列が完成する（**図1**，**表1**，**図2**）．

2）永久歯の萌出

6歳頃に下顎の中切歯が萌出を開始し，混合歯列期を迎える[2]．その後，わずかに遅れて下顎の第一大臼歯が萌出し，8歳頃に上下顎の4切歯が萌出を完了する．9歳を過ぎると乳歯の側方歯（乳犬歯，第一乳臼歯，第二乳臼歯）が永久歯の側方歯（犬歯，第一小臼歯，第二小臼歯）と交換し，12歳頃に永久歯列へと移行する．12歳を過ぎると第二大臼歯が萌出を開始し，14～15歳頃には永久歯列が完成する（**図3**，**表2**，**図4**）．

離乳と摂食嚥下機能の発達

1．離乳について

離乳は，成長に伴い乳汁（母乳や育児用ミルクなど）のみでは不足する栄養を補うために，固形食へと移行する過程であり，その間に萌出する歯と口腔形態に応じた食品（離乳食）を摂取することにより咀嚼機能と嚥下様式を学習する過程である（**図5**）．

* Shigenari KIMOTO，〒238-8580　神奈川県横須賀市稲岡町82　神奈川歯科大学大学院口腔統合医療学講座小児歯科学分野，教授

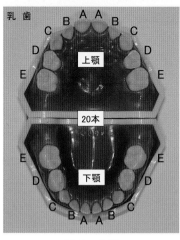

図 1. 乳歯

表 1. 乳歯の萌出開始時期

男児	歯種	平均月齢	SD（月）	女児	歯種	平均月齢	SD（月）
上顎	A	8.9	1.8	上顎	A	9.4	1.9
	B	11.1	2.5		B	11.0	2.0
	C	17.3	3.1		C	18.4	3.0
	D	16.0	2.7		D	15.7	2.8
	E	29.6	5.2		E	29.7	4.3
下顎	A	6.8	2.1	下顎	A	7.5	1.9
	B	11.8	3.2		B	11.9	2.5
	C	17.4	3.2		C	18.4	2.8
	D	15.8	2.4		D	16.3	3.1
	E	27.0	3.6		E	27.2	4.2

A：乳中切歯
B：乳側切歯
C：乳犬歯
D：第一乳臼歯
E：第二乳臼歯

SD：標準偏差

（小児歯科学雑誌，57(1)：45-53，2019．より引用）

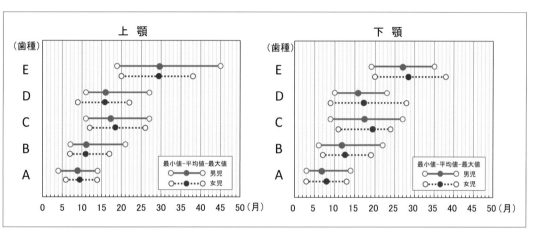

図 2. 乳歯萌出時期の幅（上下顎別・性別）

（小児歯科学雑誌，57(1)：45-53，2019．より引用作成）

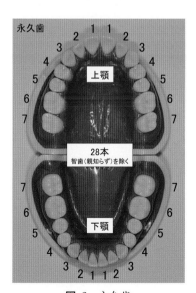

図 3. 永久歯

表 2. 永久歯の萌出開始時期

男子	歯種	平均萌出年齢	SD（年）	女子	歯種	平均萌出年齢	SD（年）
上顎	1	7.20	0.67	上顎	1	6.91	0.68
	2	8.34	0.84		2	7.92	0.73
	3	10.96	1.15		3	10.25	1.08
	4	10.34	1.27		4	9.96	1.08
	5	11.73	1.44		5	11.50	1.43
	6	7.24	1.35		6	7.08	1.22
	7	13.23	1.16		7	12.99	1.26
下顎	1	6.26	0.73	下顎	1	6.01	0.55
	2	7.24	0.97		2	6.96	0.72
	3	10.22	1.03		3	9.53	0.90
	4	10.45	1.07		4	10.06	1.02
	5	11.68	1.33		5	11.63	1.44
	6	6.67	0.81		6	6.28	0.74
	7	12.54	1.30		7	12.50	1.31

1：中切歯
2：側切歯
3：犬歯
4：第一小臼歯
5：第二小臼歯
6：第一大臼歯
7：第二大臼歯

SD：標準偏差

（小児歯科学雑誌，57(3)：363-373，2019．より引用）

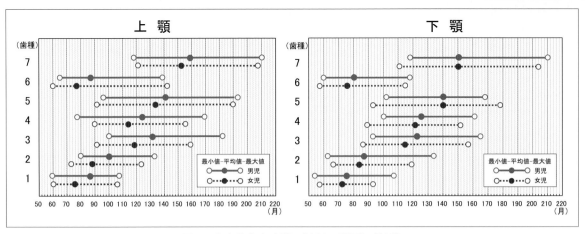

図 4. 永久歯萌出時期の幅（上下顎別・性別）

（小児歯科学雑誌，57(3)：363-373，2019．より引用作成）

	離乳初期 生後 5〜6か月頃	離乳中期 生後7〜8か月頃	離乳後期 生後9〜11か月頃	離乳完了期 生後12〜18か月頃
食べ方の目安	子どもの様子をみながら1日1回1さじずつ始める。 母乳や育児用ミルクは飲みたいだけ与える。	1日2回食で、食事のリズムをつけていく。 色々な味や舌ざわりを楽しめるように食品の種類を増やしていく。	食事のリズムを大切に、1日3回食を進めていく。 共食を通じて食の楽しい体験を積み重ねる。	1日3回の食事のリズムを大切に、生活リズムを整える。 手づかみ食べにより、自分で食べる楽しみを増やす。
調理形態	なめらかにすりつぶした状態	舌でつぶせる固さ	歯ぐきでつぶせる固さ	歯ぐきで噛める固さ
歯の萌出の目安		乳歯が生え始める。		1歳前後で前歯が8本生え揃う。 離乳完了期の後半頃に奥歯（第一乳臼歯）が生え始める。
摂食機能の目安	口を閉じて取り込みや飲み込みができるようになる。 ・ 下唇の内転	舌と上顎でつぶしていくことができるようになる。 ・ 口唇の側方への伸展	歯ぐきでつぶすことができるようになる。 ・ 口唇の左右非対称	歯を使うようになる。

図 5. 離乳の進め方の目安（調理形態と口腔内の状態）

（授乳・離乳の支援ガイド，p.34，厚生労働省，2019．より引用改変）

1）離乳の開始

乳児期初期の栄養摂取は探索反射，口唇反射，吸啜反射などの哺乳反射と乳児型嚥下による哺乳によって行われている．一般的に生後5〜6か月頃から離乳が可能となるが，子どもの食欲，摂食行動，成長・発達の様相など，子どもには個人差があるため，単に暦齢を目安として画一的な進め方は避けるべきである．

離乳開始の目安として以下のような状態がある．

• 頚定し寝返りが可能となる
• 座位で5秒以上姿勢を保つことが可能となる
• スプーンなどを口に入れても舌での押し出しが少なくなる（舌突出反射の消失）
• 食べ物に興味を示す

2）離乳の過程[3]

a）離乳初期（生後5～6か月頃）：離乳食の味や食感に慣れさせるために，母乳や育児用ミルクを子どもの欲しがるままに与えながら，口唇でつぶせる固さ（ペースト状）の離乳食を1日1回与える．この時期に口唇を閉じて捕食することや，食品を舌により前方から後方へと送り込んで嚥下することが可能となる．

b）離乳中期（生後7～8か月頃）：舌で押しつぶしが可能な固さの離乳食を1日2回与えながら，その後で母乳または育児用ミルクを1日3回程度与える．この時期には舌は前後運動から上下運動が可能となり，口角が側方へと引っ張られ，口唇は左右対称に扁平な形態となる．離乳食をのせたスプーンを下唇にのせて，上唇が閉じるのを待つようにして食べさせる．

c）離乳後期（生後9～11か月頃）：歯ぐきでつぶせる固さの離乳食を1日3回与え，子どもの食欲に応じて離乳食の量を増やす．離乳食の後には母乳や育児用ミルクを与えるようにするが，母乳は子どもの欲するままに，また育児用ミルクは1日2回程度与える．この時期には，離乳食を舌の上にのせて左右の歯ぐきに振り分けが可能となるため，口唇は左右非対称の動きを示す．またこの時期には手づかみ食べがみられるようになるが，これは食品を手指で触ったり，握ったりすることで感触や固さを体験することで，食べ物への関心や食べようとする意欲が高まり，自食行動へとつながる重要な行動である．

d）離乳完了期（生後12～18か月頃）：固形食を歯で噛みつぶして咀嚼できるようになり，必要な栄養の大部分を母乳や育児用ミルク以外の食品から摂取できるようにすることで離乳は完了する．食事は1日3回となり，それ以外に必要に応じて1～2回の補食を与える．この間，母乳や育児用ミルクは子どもの離乳の進行状況に応じて与える．この期間には乳切歯が萌出を完了しており，さらに第一乳臼歯が萌出する時期であるため，一口量を学習しながら，食具を使用しての自食への準備

が進行する．

小児のう蝕

1．う蝕原因菌の親から子への伝播

う蝕は口腔環境への細菌の定着と歯質への感染から生じる．代表的なう蝕原因菌の一種であるミュータンス連鎖球菌（MS菌）は，乳歯が萌出を開始してから小児の口腔内に定着するようになる．口腔から分離される菌の遺伝子型により，大部分の場合は母親からの垂直感染による小児への伝播が生じている[4]．母親の唾液中のMS菌が多い場合，子どもへの感染の生じる割合が高くなると報告されている．う蝕予防の観点からは，母親に未処置のう蝕があれば早期に治療を行い，出産前に母親の唾液中のMS菌の数を少ない状態にしておくことが理想的である．もし，母親の妊娠中に歯科治療が困難な場合には子どもの最初の歯が萌出する前に母親の治療を終了させるように勧めることが大切である．

2．乳児期の口腔とう蝕の発生

前述のようにMS菌は乳児期に乳歯の生え始めとともに口腔内に定着を始めて，乳歯がすべて生え終わる3歳頃には大部分の子どもの口腔内から菌が検出されるようになる[5]．これはMS菌が，糖質を利用して産生する不溶性グルカンという粘着性の物質により歯の表面に付着する性質を持っているためである．特に乳臼歯が萌出する1歳半頃に不潔域と呼ばれる細菌の繁殖の場が形成される．具体的には，① 乳臼歯咬合面の溝の部分（咬み合わせの面），② 歯間隣接面（歯と歯が接触している部分），③ 歯冠の歯頚側1/3（歯と歯肉の境目）などである．

乳歯の生え始める前の生後5～6か月頃から離乳が開始されることで，母乳以外の糖質の摂取が開始されているため，MS菌は家族（特に母親）の唾液を介して小児の口腔内に定着する．MS菌は1歳頃から乳歯列の完成する3歳頃までの間に小児の口腔に定着するといわれている．最初の歯が生えてきたら，毎日の歯面清掃を開始することが

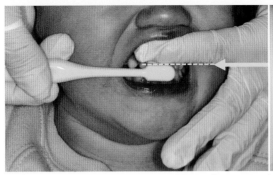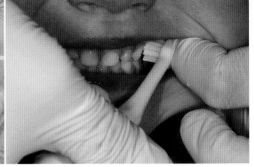

a | b

図 6. 歯ブラシの歯面への当て方
　a：上口唇の排除（前歯部）．人差し指の下端が歯と歯肉の境目（矢印）になるように口唇を排除し，
　　　指に沿わせるように軽圧で小刻みにブラッシングを行う．歯ブラシの毛先が歯肉に接触しないよ
　　　うにすることで，歯肉が痛くならない．歯ブラシのストロークは前歯 1 歯分の幅程度とすること
　　　で，刷掃効果が高まる．
　b：頬粘膜の排除（臼歯部）．人差し指で頬粘膜を排除することで，ブラッシング時に歯ブラシの毛
　　　先が歯面に当たっていることを確認することができる．

う蝕予防には必要である．

3．バイオフィルムとう蝕

　MS 菌は産生した不溶性グルカンにより歯の表面に付着し，その他の酸を産生する細菌を取り込みながら細菌の皮膜（バイオフィルム）を形成する．このバイオフィルムが形成されると，内部に存在する細菌が食品中の糖質を分解して酸を産生することにより歯のエナメル質表面からミネラル成分を溶出（脱灰）させる．歯面の清掃が不十分で，バイオフィルムが歯の表面から除去されずに長期間付着すると，ミネラル成分の溶出（脱灰）が持続してう蝕が発生する．

　一方，糖質の摂取後に口腔内の pH が低下し酸性の状態となり，一時的な脱灰が生じても歯面清掃が十分である場合，唾液の緩衝作用により中性領域に回復することで歯の表面では再石灰化が起こるためう蝕は発生しない．このような歯の表面での脱灰と再石灰化のバランスが崩れ，脱灰の時間が長くなることによって歯質の溶解する量が上回ることでう蝕が発生する[6]．

　MS 菌は母乳中の糖分である乳糖を分解して酸を産生する性質は持っていないが，バイオフィルム中に取り込まれたその他の菌には乳糖を分解して酸を産生するものがあるため，離乳開始後に歯の表面が十分に清掃されず，バイオフィルムが形成されていると母乳によって糖質が供給されてう蝕が発生する．就寝中は唾液の分泌量が低下するため，離乳開始後の夜間授乳はう蝕発生のリスクを高める行為となる．これは歯の萌出開始後，夜間に哺乳瓶で育児用ミルクを与えた場合にも同様な状況となるため，注意が必要である．

小児のう蝕予防

1．歯の生え方に合わせた口腔の清掃方法
1）正しいブラッシング方法

　歯が生え始めたら歯ブラシを用いたブラッシングを開始するのが理想であるが，最初に生える乳切歯はガーゼを指先に巻き付けて表面を擦るだけで汚れを落とすことが可能である．この時期に口腔内を清掃する感触に慣れさせることが重要である．目標は乳臼歯が萌出を開始する 1 歳 3 か月頃までに歯ブラシによる口腔清掃を受け入れさせるようにすることである．睡眠中は唾液の流出量が低下するためう蝕が発生・進行しやすく，就寝前の仕上げ磨きは必須である．しかし歯の汚れを除去することに気をとられて強い圧力でブラッシングを行うと歯ブラシの毛先が歯肉に強く接触するため，歯磨きを嫌がるようになる．歯ブラシの感触に慣れていないうちは，軽い力で磨くことで歯ブラシの毛先が歯肉に強く当たらないように注意すべきである[7]．

表 3. 歯列の発達段階別の口腔ケア

暦齢の目安	歯列・咬合の状態	口腔ケアの方法	保護者による清掃方法	プロフェッショナルケア
生後 7 か月〜1 歳 3 か月頃	上下の前歯の生える時期. 満 1 歳頃には上下 4 歯ずつ(合計 8 歯)の前歯が萌出している.	・萌出している乳切歯は扁平な形態をしているため, ガーゼなどで歯の表面を擦って汚れを落とすと良い. ・最初の乳歯が萌出するを開始するまでに口腔内を触られることに慣れさせることが大切である.	ガーゼによる歯の表面の清掃	・最初の乳歯が萌出が開始したら, かかりつけ歯科医を決めて受診する. ・授乳や離乳の方法についての相談や歯の清掃方法について相談を受ける.
1 歳 3 か月〜3 歳頃	1 歳 3 か月〜1 歳半の頃に最初の乳臼歯が萌出を開始する.	・歯ブラシを使って, 歯の表面のブラッシングを開始する. ・3 歳までの間に毎日の歯磨きを習慣化することが大切である. ・本人が口の中に入れる歯ブラシとは別に仕上げ磨き用歯ブラシによるブラッシングが必要である. ・乳臼歯の溝の部分の汚れを歯ブラシで十分に落とすことが重要である. ・子ども自身が歯ブラシを持って口に入れる場合は, 事故を防止するため, 決して立たせたり, 歩かせたりしないことが重要である.	歯ブラシによる仕上げ磨き	・3〜6 か月に一度は, かかりつけ歯科医院で健診を受ける. ・歯の清掃方法についての指導を受ける. ・離乳完了期での卒乳について, また間食の与え方などの食習慣の指導を受ける. ・フッ化物の歯面塗布などのう蝕予防処置を受ける.
3〜6 歳頃	3〜6 歳頃までは乳歯歯列の咬合は安定している. 5 歳頃になると永久歯の萌出が近くなって, 前歯が動揺し始める.	・夜, 就寝前は本人の歯磨きの後で, 保護者による仕上げ磨きが必要である. ・すべての乳歯が萌出を完了する 3 歳からは, 仕上げ磨きの後で, フロスを使用して歯間部の汚れを落とす必要がある.	歯ブラシによる仕上げ磨き フロスによる歯間部の清掃	・3〜6 か月に一度は, かかりつけ歯科医院で歯の健診を受ける. ・間食の与え方などの食習慣の指導を受ける. ・乳歯にう蝕が発生している場合, 永久歯が生え始める前に治療を完了させることで, 永久歯を虫歯の原因菌から守ることが大切である. ・フッ化物の歯面塗布などのう蝕予防処置を受ける.
6〜8 歳頃	下顎の前歯から永久歯への交換が開始する. ほぼ同じ時期に乳歯の後ろに 6 歳臼歯(第一大臼歯)が萌出を開始する. 8 歳頃には上下 4 本ずつの前歯と第一大臼歯が萌出を完了する.	・歯の萌出途中では周囲の歯肉が膨隆して汚れが停滞しやすくなるため, 就寝前の仕上げ磨きが必要である. ・特に第一大臼歯は生え始めから 1 年間はう蝕になりやすいため, 保護者による就寝前の仕上げ磨きが必要である.	歯ブラシによる仕上げ磨き(特に第一大臼歯の仕上げ磨きを入念に行う.) フロスによる歯間部の清掃を習慣化することが重要である.	・3〜6 か月に一度は, かかりつけ歯科医院において健診を受ける. ・第一大臼歯のう蝕を予防するために重要な時期となる. ・第一大臼歯と切歯の萌出状態について, 診察を受けることが大切である. ・小児歯科専門医への受診により, 将来の歯列・咬合状態に関する相談を受ける. ・う蝕予防処置となる歯の表面へのフッ化物の塗布を受ける. ・必要に応じてフッ化物の洗口によるう蝕予防を行うことが可能である.
9〜12 歳頃	9〜11 歳頃は, 乳歯の糸切り歯(乳犬歯)と奥歯(乳臼歯)が永久歯を交換する時期である.	・子ども自身への歯磨きの指導を行う. ・保護者による歯磨き後の点検が大切である. ・必要に応じて保護者が部分的に仕上げ磨きを行う. ・本人によるフロスでの歯間部の清掃を習慣化することが重要である.	本人による歯磨きの後で, 保護者による就寝前の点検が必要である. 必要であれば仕上げ磨きを行う.	・乳歯の動揺があっても, なかなか交換しない場合には歯間部のう蝕を予防するために歯科医院での乳歯の抜歯が必要である. ・歯列側方部の歯が交換することで, 一時的に歯磨きが難しくなるため, 3〜6 か月に一度は, かかりつけ歯科医院で歯の健診を受ける. ・う蝕予防処置となる歯の表面へのフッ化物の塗布を受ける. ・必要に応じてフッ化物の洗口によるう蝕予防を行うことが可能である.
12〜14, 15 歳	12 歳頃になると, 一番奥に 12 歳臼歯(第二大臼歯)が萌出を開始する. 15 歳頃には親知らず(第三大臼歯)を除くすべての永久歯が萌出を完了し, 永久歯の咬合が完成する.	・12 歳臼歯(第二大臼歯)については保護者による歯磨き後の点検と必要に応じて仕上げ磨きが必要である. ・本人自身の歯磨きとフロスによる歯間部の清掃が毎日行えるようにすることが重要である.	特に 12〜14 歳頃には第二大臼歯の磨き方についての確認を行う.	・6 か月に一度は, かかりつけ歯科医院で歯の健診を受ける. ・う蝕予防処置となる歯の表面へのフッ化物の塗布を受ける. ・必要に応じてフッ化物の洗口によるう蝕予防を行うことが可能である.

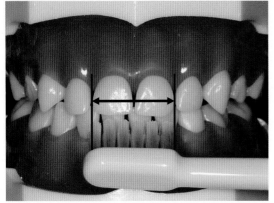

図 7. 歯ブラシのヘッドの大きさの目安（乳歯列）

2）仕上げ磨きのポイント

- できるだけ明るい場所で仕上げ磨きを行う.
- 仕上げ磨きの際は子どもの頭を膝の上に乗せて仰向けにした状態で, 口腔内を真上からのぞき込むようにする.
- 歯ブラシの毛先が当たっている歯面を確認するために口唇, 頬粘膜を指で排除する（**図6**）.
- 歯ブラシの毛先が歯肉に強く当たらないようにする.

　歯の萌出状態に合わせた仕上げ磨きの注意点を**表3**に示す.

2．適切な歯ブラシの選択方法

　歯ブラシを選択する際, ブラシの部分（ヘッド）の幅が切歯2歯分（乳歯列期では乳切歯2歯, 学童期以降では永久切歯2歯）であることを目安とする（**図7**）. また, 1歳頃になると自分で歯磨きをしたがることが多くなるが, 歯ブラシを咬んで, すぐに毛先が開いてしまうことが多いため, 保護者による仕上げ磨き用歯ブラシは本人用のものと別に用意することが必要である. 仕上げ磨き用の歯ブラシはヘッドが小さく, 大人が保持しやすい形態となってる.

3．イオン飲料とう蝕

　下痢や嘔吐を伴う疾患に罹患した場合, 経口輸液は脱水症の予防に有効な手段である. 小児科で勧められたイオン飲料を日常生活で常用する例も少なからず見受けらる. 最近ではpHが5.5の乳幼児用イオン飲料（病院, 調剤薬局向け）も使用されるようになったが, 現在, 市販品のpHはその

ほとんどが5.0を下回っている. う蝕を予防するためには就寝前や哺乳びんでのイオン飲料の日常的な摂取は控えるべきである[8].

歯ブラシによる事故

　歩行運動の熟達していない低年齢の時期は, 口腔顔面領域の外傷が好発する時期であるが, その中で子どもが歯ブラシを口にくわえた状態で発生する事故は, 時に致命的な損傷を引き起こす可能性がある[9]. 子どもが歯ブラシを口にくわえたまま歩いたり, 走ったりした状態で転倒することで口腔内を損傷する可能性があり, その危険性について繰り返し注意喚起が行われている. また, 口腔咽頭部は脳に近いため, 歯ブラシによる事故は中枢神経系組織を損傷する危険性があること, さらに日常使用している歯ブラシには相当量の細菌が付着しているため, これを原因とした外傷が重篤な感染症を引き起こす危険性も指摘されている. 歯ブラシをくわえた状態で転倒することで口腔内を損傷することが最も多いため, 事故防止の対策としては保護者が子どもに付き添った状態で歯磨きを行うことが最も重要である. 日本小児歯科学会では, 歯磨きによる事故を防ぐために保護者への啓発用リーフレットを作成し, 同学会ホームページで公開している[10].

文　献

1) 日本小児歯科学会：日本人小児における乳歯・永久歯の萌出時期に関する調査研究Ⅱ―その1. 乳歯について―. 小児歯誌, **57**(1)：45-53, 2019.
　Summary　全国で生後3か月～3歳11か月の日本人小児8,724名を対象として, 乳歯の萌出時期および萌出順序を調査した結果をまとめた最新の論文である.
2) 日本小児歯科学会：日本人小児における乳歯・永久歯の萌出時期に関する調査研究Ⅱ―その2. 永久歯について―. 小児歯誌, **57**(3)：363-373, 2019.
　Summary　全国で4歳0か月～18歳11か月の日本人小児30,825名を対象として, 永久歯の萌出

時期および萌出順序を調査した結果をまとめた最新の論文である.

3）「授乳・離乳の支援ガイド」改訂に関する研究会：離乳の支援. 授乳・離乳の支援ガイド（2019 年改訂版）, 29-34, 厚生労働省, 2019.〔https://www.mhlw.go.jp/content/11908000/000496257.pdf〕

Summary 約 10 年ぶりに改訂された授乳および離乳の目安となるガイドであり, 口腔機能の発達を踏まえた離乳のあり方を示す内容が加えられている.

4）Berkowitz RJ, et al：Maternal salivary levels of Streptococcus Mutans and primary oral infection of infants. *Archs oral Biol*, **26**：147-149, 1981.

5）Caufield PW, et al：Initial acquisition of Mutans Streptococci by infants：evidence for a discrete window of infectivity. *J Dent Res*, **72**(1)：37-45, 1993.

6）Featherstone JBD：The science and practice of caries prevention. *JADA*, **131**：887-899, 2000.

7）香西克之：歯磨き・フロス. 公益社団法人日本小児歯科学会（編）, 乳幼児の口と歯の健診ガイド第3 版, pp.101-108, 医歯薬出版, 2019.

8）清水邦彦ほか：乳幼児のイオン飲料と齲蝕について. 小児科臨床, **59**(5)：1007-1013, 2006.

9）小山新一郎ほか：口腔咽頭歯ブラシ外傷の臨床的検討. 口腔・咽頭科, **23**(2)：133-137, 2010.

10）日本小児歯科学会：リーフレット「楽しく安全に歯みがきをする習慣を身につけよう」公益社団法人日本小児歯科学会ホームページ, 2016.〔http://www.jspd.or.jp/contents/common/pdf/download/hamigaki_b.pdf〕

MB Med Reha No.252：14-19, 2020

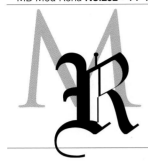

特集／リハビリテーション科医が知っておきたい「お口」の知識

急性期病院に入院中の患者の口腔およびその機能管理

中村祐己*1　岸本裕充*2

Abstract　急性期病院において全身の多様な疾患に対して様々な治療が行われている中で，それらの治療に伴う合併症が出現することがある．そうした合併症のうちで口腔領域に出現するものに，手術時の歯や歯冠修復物の損傷・脱落，手術部位感染や術後肺炎，がん化学療法や頭頸部への放射線治療における口腔粘膜炎，歯性感染症の急性化，カンジダ性口内炎・ヘルペス性口内炎や味覚障害などが知られている．これらの合併症は“食べる”，“話す”，“呼吸する”といった生命維持やQOLに重要な機能を障害する．また，合併症の重症化は，時に原疾患の治療の継続を困難にし，生命予後にまで影響することもある．

　オーラルマネジメント（oral management；OM）はこれらの合併症の予防や症状の緩和に有効であり，質の高いOMは原疾患の治療を完遂するまでサポートすることが可能である．疾患の病態や治療内容からあらかじめ起こり得る障害や合併症を予測して，術前からOMを開始することで，より良い治療，術後経過につなげることが可能になる．

Key words　急性期（acute stage），オーラルマネジメント（oral management），合併症の予防（prevention of complications）

口腔領域の合併症

　急性期病院では，がん，心疾患，消化器疾患，脳血管疾患などへの手術，化学療法や放射線治療といった様々な治療が行われている．治療による効果が期待される中で，治療に伴う合併症が出現することがある．全身的合併症に，手術後の手術部位感染（surgical site infection；SSI）や肺炎，がん化学療法や放射線治療によるめまいや全身倦怠感のほか，嘔気，食思不振，腹部不快感，便秘や下痢などの消化器症状，骨髄抑制による白血球や血小板の減少などが知られている．

　一方で口腔領域の合併症に手術時の歯や歯冠修復物の損傷・脱落，手術後のSSIや人工呼吸器関連肺炎（ventilator-associated pneumonia；VAP）を含む肺炎，絶食や水分摂取量の管理に伴う口腔

乾燥，歯・義歯との接触や経口気管挿管に伴う口腔粘膜の褥瘡性潰瘍，がん化学療法や頭頸部への放射線治療における口腔粘膜炎，歯性感染症の急性化，カンジダ性口内炎・ヘルペス性口内炎や味覚障害などが挙げられる（**表1**）．これらの合併症は“食べる”，“話す”，“呼吸する”といった人が生きていくうえで重要な機能やQOLを障害する（**図1**）．また，合併症の重症化は，栄養状態の悪化にもつながり，原疾患の治療そのものの継続が困難になると，生命予後にまで影響を及ぼすことがあるため予防しなければならない．

　オーラルマネジメント（oral management；OM）はこれらの合併症の予防や症状の緩和に有効であり，これにより原疾患の治療そのものを口腔の症状に妨げられることがないよう，サポートすることができる．質の高いOMは，的確な評価

*1　Yuki NAKAMURA，〒663-8501　兵庫県西宮市武庫川町1-1　兵庫医科大学歯科口腔外科学講座，助教
*2　Hiromitsu KISHIMOTO，同，主任教授

表 1. 各治療と口腔に関連する合併症

	手　術	がん化学療法	頭頚部への放射線治療
手術部位感染(SSI)	○	―	―
術後肺炎	○	△	―
口腔乾燥	○	○	△
口腔粘膜炎	―	○	○
歯性感染症の急性化	△	○	△
カンジダ性口内炎 ヘルペス性口内炎	△	○	○
味覚障害	―	○	○

○:関連が強い　△:関連がある
―:関連がない,または薄い

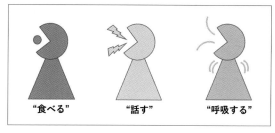

図 1. 口の機能
生命, QOL にとって重要な"食べる", "話す", "呼吸する"はいずれも口腔, 咽頭が深くかかわる.

表 2. オーラルマネジメント(Oral Management:OM)の構成要素
構成要素の頭文字をつなげると CREATE となる. OM によって, "食べられる口を CREATE する"重要性を筆者らは提唱している.

C	Cleaning	: 清掃	(器質的口腔ケア)
R	Rehabilitation	: リハビリテーション(機能的口腔ケア)	
E	Education	: 教育	
A	Assessment	: 評価	
T	Treatment	: 歯科治療	
E	Eat, Enjoy	: 食べる, 楽しむ	

(assessment)に基づき実施される口腔清掃(cleaning), リハビリテーション(rehabilitation), 歯科治療(treatment), 患者や家族, 看護師などの医療スタッフへの教育(education)によって"食べる"(eat), "楽しむ"(enjoy)につなげることができる(表2).

周術期を支える歯科のアプローチとして, 平成24(2012)年4月に"周術期口腔機能管理"が新設されてから8年が経過した. 周術期口腔機能管理は手術だけでなく, がん化学療法や放射線治療に対しても保険点数の算定が認められており, これらの治療において生じる口腔領域の合併症の予防や症状の緩和, すなわち支持療法として, 治療の完遂をサポートすることが主要な役割である.

合併症を生じる背景とその対応

先に挙げた, 手術時の歯や歯冠修復物の損傷・脱落, 手術後の SSI や VAP を含む肺炎, 口腔乾燥, 口腔粘膜の褥瘡性潰瘍, がん化学療法や頭頚部への放射線治療における口腔粘膜炎, 歯性感染症の急性化, カンジダ性口内炎・ヘルペス性口内炎や味覚障害について各々解説する.

1. 手術時の歯や歯冠修復物の損傷・脱落

全身麻酔時の経口気管挿管で歯や歯冠修復物の損傷・脱落を生じることがある. 特に歯や歯冠修復物の気管への脱落が生じると手術そのものに支障が出る. したがって, こうした事態を回避するために術前から OM を実施し, あらかじめ抜歯や動揺歯の固定, マウスガードの作製などで予防す

ることが望ましい.

2. 手術部位感染(SSI)

SSI は, 手術中の術野の汚染, 縫合の離開などによる創部の汚染で生じる. 手術の侵襲によって全身状態が低下し, 感染防御能が低下しているとさらに SSI を起こしやすい. 術前から OM を実施して術野の汚染を減らすだけでなく, 術後すぐの口腔清掃が困難な状況において看護師や家族など, 歯科が専門でない者にもケアしやすい口腔環境を整えておくことが予防につながる.

3. 肺　炎

術後には, VAP を含む術後肺炎を惹起することがある. これは術後の感染防御能の低下に加えて, 気管チューブの留置や気管切開により喉頭の挙上や喉頭蓋による気管の防御機構が妨げられて誤嚥しやすい状態にある(図2)ことや, 人工呼吸器による換気, 経口挿管による閉口不可, 唾液分泌低下による口腔乾燥により口腔・咽頭の汚れが固着して不潔になりやすいことが原因となる. したがって, OM により口腔を清潔かつ湿潤に保つことが有効である.

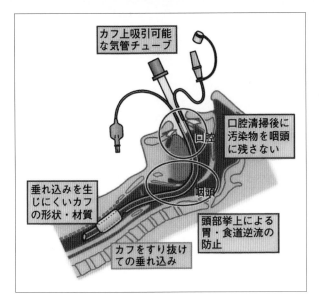

図 2. 気管チューブの留置
唾液や気道分泌物はカフをすり抜けて気管に入ることがある．気管チューブは喉頭挙上を妨げ，かつ喉頭蓋による気管の防御を妨げるので，誤嚥を誘発しやすい．
（岸本裕充（編著）：口腔アセスメントカード，学研メディカル秀潤社，2013．より）

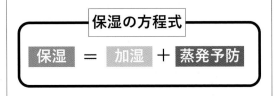

図 3. 保湿の方程式
筆者らは保湿を加湿＋蒸発予防と定義し，実践している．

4．口腔乾燥

口腔乾燥は手術，がん化学療法，頭頸部への放射線治療などの治療の様々な段階で合併症として生じ得る．その病態は"唾液分泌の減少"＋"水分の蒸発"だが，それらの原因は様々であり，原因療法は困難である．したがって，対症療法としての保湿が重要になってくる（**図3**）．

人工呼吸器による換気，経口挿管による閉口不可だけでなく，急性期の数日間の絶食や輸液制限による脱水なども口腔乾燥を惹起し，口腔の自浄作用を低下させる．口腔の自浄作用は"食べる"ことによって，食物と歯や粘膜が接触して汚れが除去されたり，咀嚼運動などで唾液の分泌が促進されることで汚れが洗い流されたりして保たれるため，経口摂取が困難な時期は口腔を清潔かつ湿潤に保ちつつ，リハビリテーションに努め，口腔・咽頭の機能の低下を防ぎ，経口摂取につなげるという意識が必要である．ただし，放射線治療では唾液そのものが唾液腺の障害で分泌されにくくなることから，がん化学療法に比べて難治性になりやすい．唾液腺の機能がある程度残存していれば，ピロカルピンやセビメリンによる唾液分泌

促進が有効なことがあるが，照射線量や照射領域に依存して障害が大きい場合には改善が難しく，口腔保湿剤を用いた対症療法が現実的であることも多い．

また，放射線の照射によって晩発性に口腔乾燥が起こることが知られている．唾液分泌の低下から食塊形成能が低下し，食塊の口腔から咽頭，咽頭から食道への円滑な移送が障害されやすい．また，口腔乾燥によりう蝕や歯周炎を生じやすく進行が速い（**図4**）ため，口腔の保湿やフッ化物塗布によるう蝕予防で"食べる"機能を守ることを急性期のうちから教育（education）しておくことは，より良い経過を得るうえで重要であろう．

5．口腔粘膜の褥瘡性潰瘍

術後の感染防御能の低下した口腔粘膜を経口気管挿管されたチューブが圧迫したり，抗がん薬や放射線により脆弱になった口腔粘膜に歯や義歯が接触したりすることで生じる．

あらかじめ，歯や義歯の鋭縁を研磨しておいたり，マウスガードを作製して歯が粘膜に強く接触しないようにしたりすることで軽減をはかる．

6．口腔粘膜炎

抗がん薬や放射線の直接作用により，口腔粘膜の細胞内にフリーラジカルが発生し，がん細胞だけでなく正常細胞も障害されることで，口腔粘膜炎が生じる．抗がん薬による口腔粘膜炎は使用する薬剤によって個人差があり，また同じ薬剤を使用したとしても，発症の有無や炎症の程度にも差があるという特徴がある．頭頸部領域では，殺細胞性抗がん薬であるフルオロウラシルやドセタキセル，分子標的型抗がん薬であるセツキシマブ，がん免疫治療薬であるニボルマブなどが使用される．

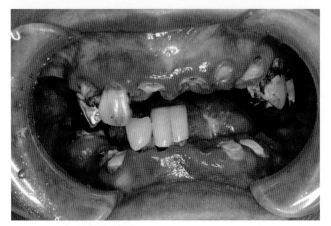

図 4. 放射線治療によりう蝕が著しく進行した口腔
重度のう蝕で歯冠が崩壊し，上下顎で咬み合う箇所がなく
なっている．ここまで進行すると"食べる"機能だけでな
く，"話す"機能まで障害される．

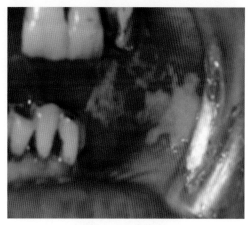

図 5. 口腔粘膜炎
白斑状の偽膜を認める．

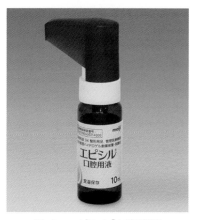

図 6. エピシル®口腔用液

口腔粘膜炎は，がん化学療法では口唇，頬，舌縁などの非角化粘膜に生じやすい(図5)．一方で頭頸部への放射線治療では，がん化学療法における口腔粘膜炎と異なり，角化粘膜・非角化粘膜にかかわらず，照射野に一致して発症するという特徴がある．いずれの口腔粘膜炎においても，口腔衛生状態の低下は2次感染を惹起し，口腔粘膜炎を増悪させる．抗がん薬や放射線の使用による口腔粘膜炎自体の予防は困難であるが，OMにより口腔を清潔に保つことで2次感染の予防が可能である．

がん化学療法，放射線治療で生じる口腔粘膜炎によるQOLの低下への新しい対処法に口腔粘膜保護材(エピシル®口腔用液(図6)，Meiji Seikaファルマ株式会社，東京)が2018年4月に保険収載された．これは『口腔内病変の被覆および保護を目的とする非吸収性の液状機器』で，口腔内に塗布すると口腔粘膜炎の表面に口腔の水分を吸収してゲル化した被膜を形成し，物理的なバリアとなって疼痛を緩和するというものである．

7．歯性感染症の急性化

抗がん薬の使用により骨髄抑制が起こり，白血球や血小板の減少などが生じると，それまでは慢性の経過を辿り，症状のなかった歯周炎や智歯周囲炎のような歯性感染症が急性化しやすくなる．

炎症を起こした歯肉は腫脹し，出血しやすくなる．抗がん薬使用前から的確に口腔の状態を評価(assessment)して，歯周病の治療や抜歯など(treatment)を実施し，口腔ケアの必要性や実技の要点を患者本人，家族，看護師などの医療スタッフに教育(education)しておくことが予防につながる．

8．カンジダ性口内炎・ヘルペス性口内炎

カンジダ性口内炎は，口腔乾燥やステロイド軟膏の塗布により，*Candida albicans*など真菌の日和見感染として発症し，ヘルペス性口内炎は，潜伏していた単純ヘルペスウイルスが，感染防御能の低下を機に再活性化して発症する．前者は口腔を清潔かつ湿潤に保つことで予防に努めること，口内炎への対症療法として漫然とステロイド軟膏を塗布しないことが重要である．後者は，その発症機序から予防は困難であるが，同様に口腔を清

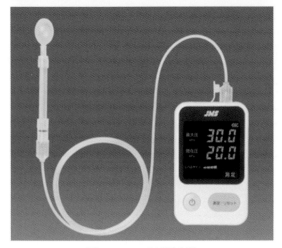

図 7. JMS 舌圧測定器

潔かつ湿潤に保ち，2 次感染の予防に努める．

9．味覚障害

　味覚障害は，がん化学療法，頭頸部への放射線治療のどちらにもみられる合併症である．抗がん薬の使用による味覚障害は，口腔粘膜が障害されると，そこに含まれる味蕾も障害されるために生じる．また，口腔乾燥に伴う舌苔の固着，唾液を介した味物質の運搬障害や抗がん薬の亜鉛キレート作用による亜鉛の不足で生じる味蕾の再生遅延など，複数の要因が絡んでいるとされる．食思不振から栄養障害を生じ，低栄養の原因になり得る．低栄養は原疾患の治療の継続を困難にする恐れがある．味覚障害の発症自体を予防することは困難であるが，OM による舌苔の除去や口腔の保湿，必要に応じて亜鉛の補給などによって，症状の緩和をはかる．一方で頭頸部への放射線治療による味覚障害は，味蕾を含む口腔粘膜への直接作用と唾液腺の障害による間接作用によって生じると考えられる．抗がん薬によるものと異なり，治療が終わっても改善は難しい．

10．器質性嚥下障害・構音障害

　歯科が術前から介入することで，術前の "食べる"，"話す" 機能も評価することができる．筆者らは口腔腫瘍の手術前から OM の一環として，舌圧の測定（JMS 舌圧測定器（図 7），株式会社ジェイ・エム・エス，東京）などを実施し，術後の "食べる"，"話す" 機能の回復の指標としている．術前から機能評価することで術後の病態の把握やそれに対するリハビリテーション・指導につなげる．

　例えば，術前に口腔機能評価をした結果，術後の "食べる" 機能の維持や回復のために，義歯を作製・修理することがある．これは咀嚼や食塊形成を助けるだけでなく，上下顎が咬合可能となることで下顎位が安定し嚥下しやすくする点で有効である．また，術後に舌の可動性が低下し，舌を口蓋に接触できなくなった場合には舌接触補助床（palatal augmentation prosthesis；PAP）を作製し，"食べる"，"話す" 機能の回復をはかることもある．これらは歯科ならではの治療である．

まとめ

　OM は，原疾患の治療を円滑に進めるために口腔の状態を整えることで，治療の合併症の予防や症状の緩和に効果を発揮する支持療法である．疾患の病態や治療内容からあらかじめ起こり得る障害や合併症を予測して，術前から OM を進めることで，より良い治療，術後経過につなげることが可能になる．また，OM は歯科の領域ではあるものの，歯科以外の職種，すなわち医師，看護師，リハビリテーション職も，患者にかかわるうえで口腔の診査も心がけることで自身の専門分野における診療の質を向上させることができるであろう．

文　献

1) 岸本裕充：周術期オーラルマネジメントの実際．日口腔外会誌，63：9-14，2017．
　Summary　オーラルマネジメント（OM）の概念を周術期を通して解説．OM の対象や口腔の評価方法が詳述されている．
2) 岸本裕充：がん医療におけるオーラルマネジメント―合併症を予防し，治療成績・QOL の向上を目指す―．兵庫医科大学医学会雑誌，39：25-29，2014．
3) 山内智博：がん化学療法に対する口腔機能管理．口腔外科ハンドマニュアル '18，日本口腔外科学会（編），pp. 145-151，クインテッセンス出版，2018．

Summary がん化学療法における合併症とその対応について口腔外科医向けに解説したもの.

4) 北田泰之, 山本　隆：第Ⅱ編口腔生理学 第15章味覚. 森本俊文, 山田好秋（編）, 基礎口腔生理学 第5版, pp. 300-315, 医歯薬出版, 2008.
Summary 生理学の視点から味覚について解説し, 臨床との関連についても触れた書籍.

5) 大野友久：周術期口腔ケアの手技. *Mod Physi-cian*, **37**(9)：971-974, 2017.

6) 高橋　哲, 友寄泰樹：損傷に起因するドライマウス. ドライマウスの臨床, 第1版, pp. 19-23, 医歯薬出版, 2007.

7) 大田洋二郎：がん患者に起こる口腔内症状とマネジメント. 薬局, **61**：422-427, 2010.

8) 岸本裕充：化学療法・放射線治療を受ける患者の口腔管理. 医のあゆみ, **243**(8)：657-662, 2012.

病院と在宅をつなぐ

脳神経内科の摂食嚥下障害
―病態理解と専門職の視点―

好評

編著 **野﨑 園子**

関西労災病院 神経内科・リハビリテーション科 部長

2018 年 10 月発行　B5 判　156 頁
定価（本体価格 4,500 円＋税）

「疾患ごとのわかりやすい病態解説＋13 の専門職の視点からの解説」
在宅医療における脳神経内科の患者の摂食嚥下障害への介入が丸わかり！さらに、Q&A 形式でより具体的な介入のコツとワザを解説しました。在宅医療に携わるすべての方にお役立ていただける一冊です！

Contents

 全日本病院出版会　〒113-0033 東京都文京区本郷 3-16-4　Tel：03-5689-5989
www.zenniti.com　Fax：03-5689-8030

MB Med Reha **No.252**：21-24, 2020

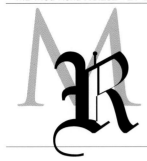

特集／リハビリテーション科医が知っておきたい「お口」の知識

高齢者の口腔と口腔健康管理(総論)

佐藤裕二*

Abstract　高齢者の口腔器官(歯, 歯周組織, 粘膜, 唾液腺, 顎骨, 咀嚼筋, 顔貌)は老化する. その結果, 口腔機能(咀嚼, 嚥下, 発音など)が低下する. この低下は, オーラルフレイルと呼ばれる一連の現象・過程であり, 第1レベルは「口の健康リテラシー(関心)の低下」, 第2レベルは「口のささいなトラブル」, 第3レベルは「口の機能低下」, 第4レベルは「食べる機能の障害」と進行する. 第3レベルが「口腔機能低下症」と定義され, 2018年4月からその検査と管理が健康保険に導入された. 7項目の検査を行い, 3項目以上が該当すると口腔機能低下症と診断される. 口腔機能のさらなる悪化を予防し, 口腔機能を維持, 回復することを目的とし, 栄養状態や全身の状態にも配慮して, 生活指導や栄養指導を行う(口腔清掃, 唾液腺マッサージ, 食物選択の指導, 発語練習, 舌トレーニング, 咀嚼練習, 嚥下練習など).

Key words　咀嚼障害(masticatory disorder), 嚥下障害(dysphagia), 発音障害(pronunciation disorder), 口腔機能低下症(oral hypofunction), オーラルフレイル(oral frailty)

高齢者の口腔の老化[1]

1. 歯・歯周組織・歯列

1) 歯

エナメル質は石灰化が進行し, 透過性低下, 色調が暗くなり, 硬く, 脆くなり, 亀裂を生じやすくなる. また咬耗や摩耗し, 咬み合わせが低くなり, 咀嚼能力が低下する.

象牙質の内側に新たな象牙質が添加されるので, 内部の歯髄は狭くなる. また歯髄の細胞成分が減少し, 線維化し歯髄の活性が低下し, 疼痛閾値も上がる.

2) 歯周組織

歯肉は退縮し, 歯根のセメント質が露出し, う蝕になりやすくなる. 歯根膜は細胞が減り, 咬合力の緩衝作用が減る.

2. 口腔粘膜

上皮・粘膜固有層・粘膜下組織は菲薄化(特に舌)し, 乾燥も相まって, 傷つきやすくなる.

3. 唾液腺

大唾液腺(耳下腺, 顎下腺, 舌下腺)からの唾液が大部分を占める. 小唾液腺(口蓋腺, 口唇腺など)からの唾液は10%以下である. 腺房細胞の萎縮・減少, 間質の線維化, 脂肪細胞の増加などにより, 唾液分泌量は低下する(若年者1~1.5 l が高齢者では1/2~1/7に減少する). しかしながら刺激時唾液はあまり減らない. 高齢者では, 服用薬の副作用による唾液分泌低下が多い.

唾液量が減ると, 唾液の作用である「歯の石灰化・緩衝作用」は低下し, う蝕になりやすくなる. また「食塊形成・消化・味覚」が低下し, 咀嚼・嚥下が困難になる. 「抗菌・自浄作用」が低下するので, 歯周病や感染症のリスクが高まる.

* Yuji SATO, 〒145-8515 東京都大田区北千束2-1-1 昭和大学歯学部高齢者歯科学, 教授

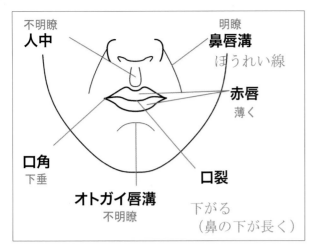

図 1. 歯の喪失による顔貌の変化

（図1内の注釈）
不明瞭　人中
明瞭　鼻唇溝　ほうれい線
赤唇　薄く
口角　下垂
口裂
オトガイ唇溝　不明瞭
下がる（鼻の下が長く）

4．顎骨と筋

骨密度・骨量が減少し皮質骨の多孔化や骨梁の減少を生じる．歯周病があると歯の回りを支えている歯槽骨が減少し，歯を失うと，歯槽骨は喪失する．

サルコペニア同様，筋線維の萎縮や減少を生じ，収縮力が低下し，機能が低下する．顎関節は可動範囲が広がるので，大きな開口で習慣性・陳旧性顎関節が脱臼しやすくなる．

5．顔貌（歯の喪失）

皮膚は弾性が減少し，**図1**のような変化を生じ，また，しわ，しみ，たるみ，乾燥，いぼができる．頬部は咬筋が萎縮し，脂肪が増え，皮膚がたるむので，頬が下垂する．皮膚がたるみ，口裂が下がるので，話すときに上顎前歯が見えにくくなる．

なお，歯を失うと，いわゆる老人様顔貌（口元が後ろに下がり，下顔面が短くなり，しわが増え，赤唇がさらに薄くなる）となる．

6．舌（味覚）・咽頭・喉頭
1）舌

筋線維の減少や脂肪組織の増加により，弾力性が低下し弛緩するため，巧緻性が低下し，咀嚼障害，嚥下障害，構音障害を生じやすくなる．口腔清掃状態不良があると舌苔の付着も増加する．

粘膜の萎縮，味蕾の減少，代謝異常により，舌が平坦化し，味覚閾値は上昇する．味蕾の数が減少するので，特に，塩味と苦味で閾値が上昇しやすい．

2）咽頭・喉頭

知覚・反射の低下や，喉頭下垂により，嚥下機能が低下し誤嚥のリスクが増加する．さらに口腔内の不潔や免疫機能の低下があると誤嚥性肺炎を生じやすくなる．

高齢者の口腔機能の老化

1．オーラルフレイルと口腔機能低下症

前述のような口腔の諸器官の老化や，全身的な問題により，口腔の機能は老化に伴い低下する（**図2**）．口腔機能の低下を放置していると，食事量の減少や低栄養から「サルコペニア（筋肉量低下）」や「フレイル（虚弱）」などの心身の機能低下に大きく影響する．すなわち介護が必要となる状態を加速させる．

「オーラルフレイル」とは，口腔の虚弱であり，4段階で進行する一連の現象・過程（**図2**）のことをいう[2]．第1レベルは「口の健康リテラシー（関心）の低下」，第2レベルは「口のささいなトラブル」，第3レベルは「口の機能低下」，第4レベルは「食べる機能の障害」と進行する．以前は，この第2レベルを「オーラルフレイル」と呼んでいたが，現在はこの一連の過程をいう．

第3レベルの「口の機能低下」が「口腔機能低下症」と定義され，2018年4月からその検査と管理が健康保険に導入された．

2．口腔機能低下症の検査（表1）

7項目の検査を行い，3項目以上が該当すると口腔機能低下症と診断される[3)4)]．（検査方法の詳細に関しては日本老年歯科医学会ホームページを参照[5]）

3．口腔機能低下症の管理

口腔機能低下症と診断されたら，口腔機能のさらなる悪化を予防し，口腔機能を維持，回復することを目的とし，栄養状態や全身の状態にも配慮して，生活指導や栄養指導を行う．管理ごとに，栄養状態や口腔機能が維持・回復されているかを臨床的観点から評価する．

具体的な指導内容としては，低下している項目

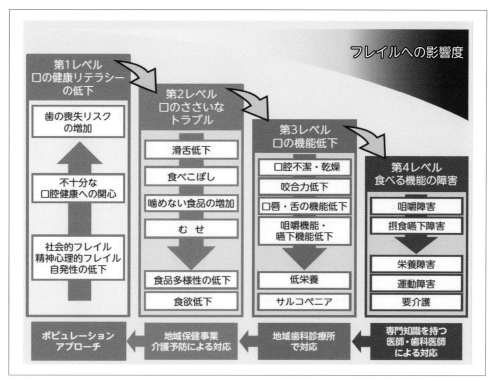

図 2. オーラルフレイルの進行

（文献 2 より）

表 1. 口腔機能低下症の検査

項　目	内　容	判定基準
口腔清掃状態不良	舌の表面を 9 分割し，目でみて舌苔の付着度を 3 段階のスコアで評価	50%以上
口腔乾燥	舌の上に口腔水分計を当て，口腔粘膜の湿潤度を測定 または，サクソンテスト	27 未満 または 2 g/2 分以下
咬合力低下	感圧シートを噛んで，そのシートをパソコンのソフトでスキャンして計測 または，残存歯数※	500 N 未満 または 20 歯未満
舌口唇運動機能低下 （オーラルディアドコキネシス）	「パ」「タ」「カ」のそれぞれの音節を連続で発音し，1 秒間の回数を測定	6 回/秒未満
低舌圧	小さなバルーンを舌で上顎に押し付け，最大舌圧を測定	30 kPa 未満
咀嚼機能低下	専用グミを 20 秒間咀嚼し，唾液と一緒に吐き出して，溶出したグルコース量を測定 または，グミの粉砕状態スコア（10 段階）	100 mg/d/ 未満 または スコア 2 以下
嚥下機能低下	質問票：EAT10 または，聖隷式嚥下質問票	3 点以上 またはＡが 1 つ以上

※残存歯数 20 本の根拠に関しては，「8020 運動」がある．「80 歳になっても 20 本，自分の歯を保とう」というキャンペーンで，20 歯以上あれば，食生活にほぼ満足しているというデータから作られた．1989 年から当時の厚生省と日本歯科医師会によって推進されてきた．当初の達成率は 1 割にも満たなかったが，2016 年には 5 割以上の高齢者が達成するに至っている．

に応じて，口腔清掃，唾液腺マッサージ，食物選択の指導，発語練習，舌トレーニング，咀嚼練習，嚥下練習などが行われる[4].

【コラム：口腔機能年齢】

90歳の方で，ドライバーで150ヤードしか飛ばなくなった方に「あなたは飛距離が落ちているので，筋トレ，ジョギング，練習場通い，コーチのレッスンをもっとしないとだめですよ.」といった指導が適切でしょうか？

「90歳で150ヤード飛ぶのは素晴らしいです.ただ，ドライバーをシニア用に変えるともっといいかもしれませんね」といった指導のほうが良くないですか？

2018年4月から保険導入された「口腔機能低下症」でも，90歳以上の方はほとんどが該当してしまいます.「あなたは，お口の機能7つのうち6つが下がっています.よほど頑張らないと危ないですよ.」などといった「だめだし」をされると，へこみます.

「90歳のあなたは，お口の年齢は87歳ですから，すばらしいです.ただし，舌の力は95歳相当ですから，ちょっと鍛えたほうが良いですね.ぜひお口を若返らせましょう.」

このような「ほめる指導」につながる「口腔機能年齢」が作成されつつあります[6)7)].

文　献

1）佐藤裕二ほか：よくわかる高齢者歯科学，永末書店，2018.

2）日本歯科医学会：歯科診療所における　オーラルフレイル対応マニュアル2019年版.〔http://www.jda.or.jp/dentist/oral_flail/〕(2019.11.11 accessed)

3）水口俊介ほか：高齢期における口腔機能低下：学会見解論文2016年度版，老年歯誌，31：81-99，2016.

4）日本歯科医学会：口腔機能低下症に関する基本的な考え方，2018.〔http://www.jads.jp/basic/pdf/document-180328-02_180816.pdf〕(2019.11.11 accessed)

5）日本老年歯科医学会：「口腔機能低下症」を診断しましょう，2019.〔http://www.gerodontology.jp/committee/001190.shtml〕(2019.11.11 accessed)

6）佐藤裕二：四百字の唄第40回，2019年11月11日.〔http://www.jads.jp/fourhundred/index.html〕(2019.11.11 accessed)

7）佐藤裕二ほか（編）：かかりつけ歯科医のための口腔機能低下症入門(2020年保険改定対応)，デンタルダイヤモンド社，2020.

MB Med Reha **No.252**：25-30, 2020

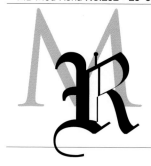

特集／リハビリテーション科医が知っておきたい「お口」の知識

障害児・者の口腔と口腔ケア(総論)

野本たかと[*1]　林佐智代[*2]

Abstract　障害児・者の口腔ケアは，対象者の特性(認知，運動，情意，器質的特性など)，環境(保護者の理解，経済的負担，介護負担，施設スタッフの体制，生活リズムなど)，医療者のかかわり(障害児・者医療に対する意識，技術，態度を習得した医療者が存在するかなど)の要因によって困難となる場合がある．障害児・者にとって歯科疾患に伴う，歯の欠損や咬合異常は二次的に口腔機能を低下させる原因ともなり，QOLの低下につながる可能性がある．つまり，障害児・者における口腔清掃習慣の確立や歯磨き能力の習得などの口腔健康管理は全身の健康および生活環境の改善につながる．障害児・者の口腔にはそれぞれの障害特性に基づく特有の歯科的疾患がみられることが多く，また，生活習慣や環境によってその様子は経年的に変化していく．そのため，個々の口腔の特徴や機能・能力を把握し，生活環境を評価したケアプランを立案することが重要である．ここでは，障害児・者にみられる口腔の特徴および口腔ケア方法について述べる．

Key words　知的能力障害(intellectual disability)，自閉スペクトラム症(autism spectrum disorder)，ダウン症候群(Down syndrome)，脳性麻痺(cerebral palsy)

障害児・者でみられる口腔の特徴

1．歯の異常

1）エナメル質形成不全(図1)

歯胚が形成される時期の放射線や炎症，外傷などの局所的原因による場合や栄養障害や内分泌異常などの全身的原因による場合がある．脳性麻痺，Down症候群，外胚葉異形成症などでみられる．歯表面を覆っているエナメル質が粗造となるため，う蝕のリスクが高く注意が必要である．

2）矮小歯，円錐歯(図2)

歯のサイズが平均よりも異常に小さい歯のことをいう．脳下垂体機能低下症，Down症候群，口蓋裂などで認めることが多い．歯列不正の原因や咀嚼機能に影響を及ぼす場合があるため対応が必要である．

3）癒合歯(図3)

隣り合う2つの歯胚が胎児期に顎の中で癒合し，2本の歯が癒合した状態で萌出した状態をいう．乳歯にみられることが多い．癒合した境は歯垢が付着しやすく，う蝕のリスクが高くなるため注意が必要である．

2．歯列咬合の異常

1）上顎前突(図4)

障害児・者における上顎前突の多くは小顎症によるものが多く，RobinシークエンスやTreacher-Collions症候群などでみられる．一方，知的能力障害や脳性麻痺など弄唇癖，指しゃぶり，口唇や頬，舌の筋運動の不調和などによっても歯軸の唇側傾斜や狭窄歯列弓を生じ，上顎前突を呈する場合もある．

2）下顎前突(図5)

下顎前突は下顎骨の過成長によるもの，上顎骨

*1 Takato NOMOTO，〒271-8587　千葉県松戸市栄町西2-870-1　日本大学松戸歯学部障害者歯科学講座，教授
*2 Sachiyo HAYASHI，同，講師

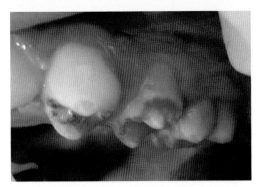

図 1. エナメル質形成不全

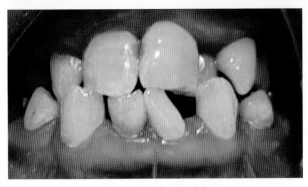

図 2. 矮小歯，円錐歯

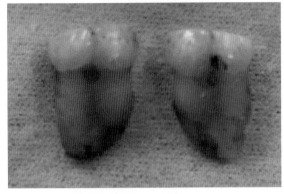

図 3. 癒合歯

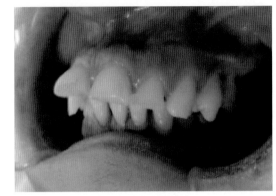

図 4. 上顎前突

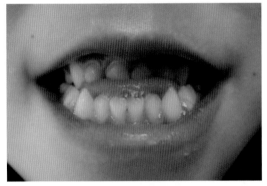

図 5. 下顎前突

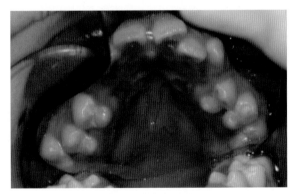

図 6. 狭窄歯列弓

の劣成長によるものおよび両者が併発することが原因となる．Down 症候群，Apert 症候群や Crouzon 症候群などでみられる．

3）開　咬

主に舌突出が原因で臼歯部は咬合しているのに対し前歯部が開いてしまう状態をいう．口唇閉鎖や前歯での咬断が難しくなる．

4）狭窄歯列弓（図6）

脳性麻痺者などの口唇や頬，舌の筋運動の不調和がある場合や Down 症候群などの中顔面の発育不良によって呈する場合が多い．食塊形成や食物移送時の陰圧形成が困難になる．また，食物残渣が付着しやすいため，炎症の原因となる場合がある．

3．舌・小帯の異常

1）巨　舌

舌の過剰発育により形成される場合や筋の弛緩によって相対的に大きく見える場合がある．舌突出や舌圧によって開咬や下顎前突の原因となる．Down 症候群，Beckwith-Wiedemann 症候群，ムコ多糖症で特徴的にみられる．

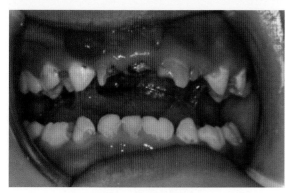

図 7. 多数歯う蝕

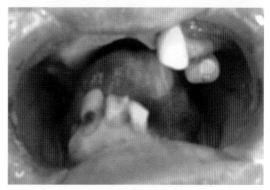

図 8. 多数歯欠損

2）溝状舌

舌背に多数の溝がみられる．慢性炎症や外傷など後天的な原因によっても生じるが，多くは先天的な原因である．味覚障害などの自覚症状は伴わないが，溝に食物残渣が認められる場合は炎症を伴うこともある．Down 症候群，Melkersson-Rosenthal 症候群でみられる．

3）小帯の肥厚および位置異常

舌小帯に肥厚や位置異常を認める場合は舌の運動障害や構音障害を伴うことがあるため，外科的切除が必要となる．

障害児・者における口腔の特徴と口腔ケア

1．知的能力障害

う蝕や歯周疾患などの罹患率は健常者と変わらないが口腔清掃状態により多数歯う蝕がみられることがある（図7）．また，自傷行為やパニックなどを伴う場合には歯の破折や脱臼などの外傷を認め，反芻，異食などの食行動の異常を伴う場合は酸蝕症やう蝕の多発，歯周疾患を認める．発達期において図7に示すような多数歯う蝕となると摂食嚥下機能の発達に影響を及ぼす可能性がある．また，成人期でも欠損やう蝕により歯冠がなくなると咀嚼障害の原因となる（図8）．拒否や管理困難なことから義歯の装着が困難なため，口腔衛生管理は重要といえる．

知的能力障害の特性として，抽象的思考，計画や優先順位の決定などの実行機能，短期記憶，コミュニケーションおよび言語の習得が困難であることが挙げられる．そのため，本人磨きを行う際には，集中力が持続しなかったり，清潔に対する

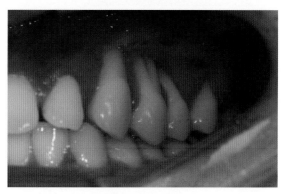

図 9. 歯肉退縮

理解が少なかったり，汚れに対する認知が低い場合がある．また，ブラッシングを手添えで練習しても再現ができない場合や治療手順を口頭で伝えても理解ができていない場合もある．これらのことに配慮し，ブラッシングの順序や終了の目安を明確にし，本人の能力に合わせた課題を設定し1ブロックずつ練習するなど，スモールステップで効果的なブラッシングを目指すようにする．

2．自閉スペクトラム症

診療拒否や適応行動の障害のため，う蝕や歯周病が放置されやすい．また，自傷行為やパニックなどを伴う場合には歯の破折や脱臼などの外傷を認め，反芻，異食などの食行動の異常を伴う場合は酸蝕症やう蝕の多発，歯周疾患を認める．ブラッシングついては，口腔の過敏性により拒否を示す場合もあるが，受容が可能な場合は器用にできることが多い．ただし，大量の水や歯磨剤を使用したり，過度のブラッシングによる歯の磨耗や歯肉退縮を認める場合がある（図9）．

自閉スペクトラム症の特性として，声や音の刺

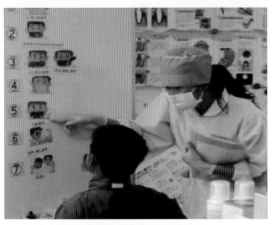

図 10. 自閉スペクトラム症患者への
歯磨き指示の出し方

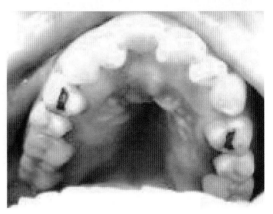

図 11. 上顎劣成長による狭口蓋

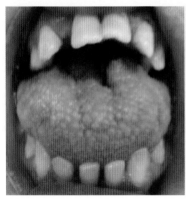

a. 巨舌

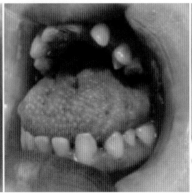

b. 舌の乾燥

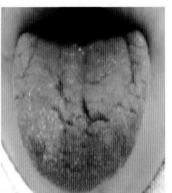

c. 溝状舌

図 12. 舌の異常

激が苦手な場合や見通しが立てられないことで集中ができない場合がある．音や光などを遮断することで集中できる環境設定を行い，ブラッシングの始まりや終わりがわかるようにする（数を数える，時計やタイマーを活用する，終わったカードを外していくなど）．指示を出すときは具体的な言葉で端的に伝えたり，絵，写真，模型，文字などを使って視覚的に示すことも効果的であるため，個々に合わせて情報の提供を行う（図10）．過敏が認められる場合は，ブラッシング前に指で触るなどの脱感作を行ったうえで，歯磨剤や歯ブラシの植毛の長さの異なる歯ブラシ（複合段差植毛）を使用し，歯肉への触覚や痛みを軽減するようにする．個々によって感覚の享受が異なるため，常に反応を確認しながら不快な経験がないように指導を行う．

3．Down 症候群

歯の先天欠如，乳歯・永久歯の萌出遅延，乳歯の晩期残存，歯の形態異常（円錐歯，矮小歯），上顎劣成長による狭口蓋（図11），反対咬合などの歯列不正，口唇乾燥，舌の異常（巨舌，溝状舌）（図12），歯周疾患に罹患しやすい．また，口唇閉鎖不全や舌突出によって開咬している場合もある．Down 症候群の平均寿命は50歳代まで延びたが，老化が早く30歳代で無歯顎になる者も多くみられる．知的能力障害が重度であると義歯を装着することができない場合もあり，二次的に咀嚼障害となる．しかしながら，食物形態の調整を拒むことも多く，窒息のリスクが増す原因となる．そのため，早い段階から口腔清掃に関心を持たせることによって，う蝕や歯周疾患を予防しなければならない（図13）．

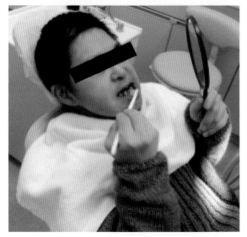

図 13. Down 症候群患者への歯磨き指導

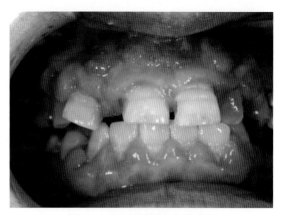

図 14. 薬物誘発性歯肉増殖症

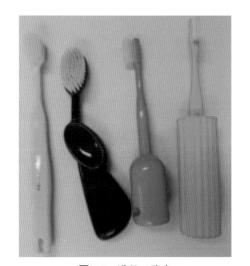

図 15. 道具の改良

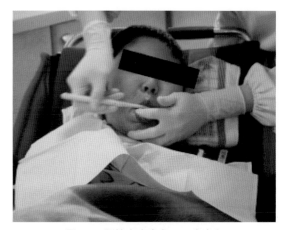

図 16. 脳性麻痺患者への歯磨き
呼吸も嚥下も安定した姿勢で行う.

Down 症候群の特性として, 口腔の特徴が多様であることや手指機能の未熟さにより本人磨きが困難となる. また, 介助磨きであっても, 舌を排除して下顎をブラッシングすることが難しい場合もある. 歯周疾患に罹患しやすく, 歯肉から出血している場合は痛みを伴い, 十分に清掃ができないため, 歯磨剤や歯ブラシの工夫 (複合段差植毛)で対応する. また, 手指機能に対しては, 把持部を加工するなどの改良が有効である.

4. 脳性麻痺

エナメル質形成不全, 咬耗, 外傷による歯の破折および脱臼, 摂取する食物の性状や口腔機能の障害による自浄作用の低下などによりう蝕や歯周疾患の罹患率が高くなる. フェニトインなどの抗てんかん薬を服用している場合は薬物誘発性歯肉増殖症を認める (図14). 口腔周囲筋の強い緊張による狭窄歯列弓や下顎前歯の唇側傾斜, 舌突出による上顎前突や開咬が多い.

脳性麻痺の特性として, 咬反射や舌突出がみられるため開口保持困難や歯ブラシを噛みこんでしまうなど, 口腔ケアを行うことが困難な場合がある. また, 嚥下障害を伴う場合は, 誤嚥やむせにつながる可能性もあるため注意が必要である. 本人磨きを行う際には体幹の安定性, 上肢の運動機能を確認し適切な清掃用具の選択や把持方法, 道具の改良を行う (図15). 介助磨きを行う際には姿勢緊張調整パターンをとり, 呼吸も嚥下も安定した姿勢で行う (図16). 嚥下障害を認める場合に

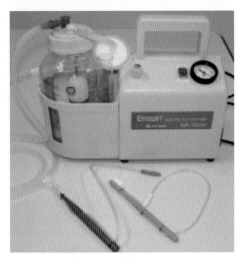

図 17. 吸引歯ブラシ

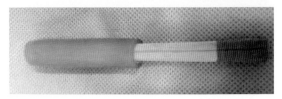

図 18. 割り箸にゴムチューブを付けた開口器

文　献

1) 日本障害者歯科学会(編)：スペシャルニーズデンティストリー，医歯薬出版，2017.
2) 池田正一，黒木良和(監)：口から診える症候群・病気，日本障害者歯科学会，2012.
3) 緒方克也，柿木保明(編)：歯科衛生士講座　障害者歯科学，永末書店，2014.
4) 道脇信恵：ダウン症児への口腔ケア―出生から就学前まで―，小児歯臨，**17**：37-41，2012.

は，汚れた唾液を誤嚥せずに回収できるように吸引歯ブラシを使用することも有効である(**図 17**)．開口保持が困難な場合は割り箸にゴムチューブを付けた開口器を使用することも有効であるが，口腔内の挿入位置を間違えると粘膜を傷つける可能性があるため注意が必要である(**図 18**)．

MB Med Reha **No.252**：**31–37**, 2020

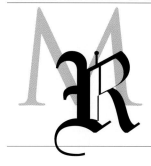

特集／リハビリテーション科医が知っておきたい「お口」の知識

リハビリテーションで役立つ口腔内装置の知識と歯科医師へのオーダー方法

小野高裕*1　堀　一浩*2　宮島　久*3　重本心平*4

Abstract　摂食嚥下リハビリテーションの現場において，準備期・口腔期を改善するために有効な歯科的アプローチである口腔内装置（義歯，PAP，PLP など）は，いまだに普及度が低い．それを克服するためには，歯科医療職種とリハビリテーション医療職種の相互理解と積極的な取り組みが必要と考えられる．本稿では，リハビリテーションの現場で義歯や PAP を活用するうえで，リハビリテーション医療職種にぜひ知っていただきたい知識と歯科医師との連携のコツについて解説する．まず，「義歯の装着による準備期・口腔期への効果」について，健常者の場合と摂食嚥下障害患者の場合を比較する．次に，リハビリテーション医療の現場で頻繁にみられる「合っていない義歯の見分け方」と，「義歯が合わないときの歯科医師へのオーダーの仕方」について解説し，最後に「さらにリハビリテーションに特化した装置を製作する方法」について症例を供覧する．

Key words　義歯（denture），舌接触補助床（palatal augmentation prosthesis；PAP），軟口蓋挙上装置（palatal lift prosthesis；PLP），準備期（preparatory stage），口腔期（oral stage）

リハビリテーションの現場で義歯は活用されているか？

今回，歯科医師の立場からリハビリテーション医療の現場に対して情報提供する機会をいただいた．筆者らは，大学病院補綴歯科と総合病院歯科口腔外科において歯科医師として外来患者・入院患者の摂食嚥下機能の回復に取り組む立場として，医科歯科連携において自分たちの専門性を発揮するには何が必要かについて考え続けてきた．摂食嚥下リハビリテーションにおける歯科的アプローチとしての「口腔衛生管理」と「口腔内装置」の重要性は認識されて久しいが，前者の普及度の高さに比べて，後者はどうだろうか？

口腔内装置の代表である義歯について考えてみよう．高齢者の口腔内には様々な義歯が高い頻度で装着され，日常の摂食嚥下機能と構音機能を支えている（**図1**）．ところが，ひとたび高齢者が発病し，急性期を経て回復期に至ったときに，再び義歯が活用されることなくリハビリテーションが行われていることをしばしば目にする．そこで誰かがリハビリテーションスタッフに質問すると，こんなやりとりが行われる．

「どうしてこの患者さんに義歯を入れてあげないのですか？」

「入れても合いませんから，入れないほうが食べやすいのです」

「歯科医師が調整すれば使えるのではないです

*1 Takahiro ONO, 〒 951-8514 新潟県新潟市中央区学校町通 2 番町 5274　新潟大学大学院医歯学総合研究科包括歯科補綴学分野，教授
*2 Kazuhiro HORI, 同，准教授
*3 Hisashi MIYAJIMA, 一般財団法人温知会 会津中央病院歯科口腔医療センター，部長
*4 Shinpei SHIGEMOTO, 同センター

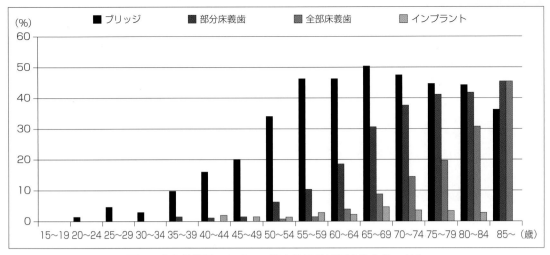

図 1. 各年齢階層における口腔内装置（補綴物）装着者の割合

少数（1〜2 歯）の歯の欠損にはブリッジで対応できるが，年齢とともに歯の喪失が進むにつれて部分床義歯の装着率が増加し，遅れて増加した全部床義歯の装着率も 80 歳代後半で部分床義歯に追いつく．

（厚生労働省「平成 28 年度歯科疾患実態調査」より）

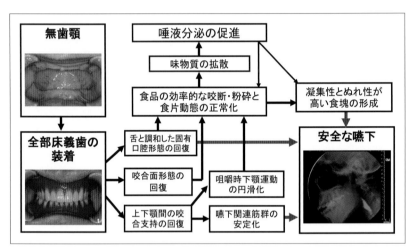

図 2.
健常な無歯顎者に対する全部床義歯（総義歯）の装着効果
歯科医師の責任は，最初の 3 つの形態回復を適切に行うことであり，健常者の場合は義歯の形態が適切であれば機能回復も順調に進む．

か？」

「歯科の先生は来てくれないし，来ても時間と費用がかかるでしょう？」

すなわち，摂食嚥下リハビリテーションの現場における「口腔内装置を介した医療連携」が進んでいないという現実がそこにある．その背景には，医科・歯科間の，物理的距離と意識的距離という 2 つのバリアがあると思われる．それを一気に乗り越えるのは容易なことではないが，リハビリテーションにおける口腔内装置の活用例・成功例を増やすことがまず重要であろう．そこで今回は，知識としてぜひ押さえておきたい「リハビリテーションにおける口腔内装置の効果と限界」と，

実践していただきたい「医科から歯科への口腔内装置のオーダー方法」について解説したい．

知識編：リハビリテーションにおける 口腔内装置の効果と限界

1．準備期・口腔期における義歯装着の効果 とは？

口腔内装置を装着することで，嚥下の準備期・口腔期においてどんな効果が生まれるのか，無歯顎者に対する全部床義歯（総義歯）を例に考えてみると理解しやすい（**図 2**）．義歯の装着で，まず 3 つの形態的要素（歯列・歯槽部形態，咬合面形態，上下顎間の咬合支持）が回復される．歯列と歯槽

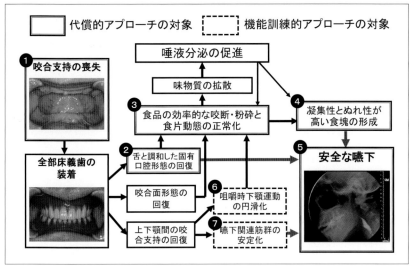

図 3. 摂食嚥下リハビリテーションにおける全部床義歯(総義歯)の装着効果
準備期・口腔期・咽頭期にかかわる各器官の動きや相互の協調性が損なわれて
いる場合，義歯による形態の回復だけでなく，様々な訓練的アプローチや代償
的アプローチが必要になる.
　①　口腔内形態と咬合の喪失を回復(代償)するための義歯の装着
　②　舌運動訓練と舌接触補助床形態(PAP)の併用
　③　咬断・粉砕能力の低下を代償するための食品物性の調整(やわらかさ)
　④　食塊形成能力の低下を代償するための食品物性の調整(ぬれ，とろみ，き
　　ざみなど)
　⑤　嚥下姿勢の工夫
　⑥　咀嚼筋機能・咀嚼運動訓練
　⑦　嚥下筋機能・嚥下運動訓練

部によって，口腔内が固有口腔と口腔前庭に二分
されると，そこに舌と口蓋による食塊形成の空間
が確保される.

　臼歯部咬合面は，食物の粉砕には欠かせない.
上下顎間の咬合支持は，2つの機能的意味を持つ.
1つは，咬合接触による開口運動と閉口運動の切
り替えであり，それによって咀嚼運動が安定す
る.　もう1つは，嚥下する際の頭蓋に対する下顎
の固定効果であり，それによって嚥下関連筋が収
縮しやすい状況が作られる.

　歯の欠損以外は正常な摂食嚥下機能を持つ症例
の場合，この3項目の回復を達成することによっ
て，咀嚼から嚥下に至る過程(食物の細分化，食塊
形成，食塊移送，嚥下)は，ほぼ順調に進むことが
期待できる.　言い換えれば，適切な形態的回復を
実現することが歯科医師の責任といえる.

2．摂食嚥下リハビリテーションにおける義歯装着の効果と限界とは？

　摂食嚥下障害患者の場合，義歯装着の効果には
様々な限界が伴う(**図 3**).　まず，個々の口腔器官
(口唇，頬，顎，舌)の感覚・運動機能が低下し，
口腔環境も悪化していることが多いため，「代償
的アプローチ」(**図 3**-①〜⑤)や「機能訓練的アプ
ローチ」(同-⑥，⑦)が必要となる.　義歯装着自体，
失われた器官(歯列・歯肉など)を補うという意味
で「代償的アプローチ」であり，口腔内形態を回復
することが咀嚼・嚥下機能回復の重要な出発点に
なっていることは，健常者の場合と共通である.

　しかし，義歯装着によって得られる3つの形態
的回復の中で，「舌と調和した固有口腔形態の回
復」が得られない場合がある(**図 3**-②).　すなわち，
舌運動機能の低下によって，咀嚼・嚥下・構音に
おいて必要な舌と口蓋との接触が得られなけれ

表 1.「合っている」義歯と「合わない」義歯の違い

よく合っている義歯は…	合わない義歯は…
・外れない	・外れる
・浮き上がらない	・浮き上がる
・痛くない	・痛い
・噛みやすい	・うまく噛めない
・しゃべりやすい	・しゃべりにくい
・つけていることを忘れる	・気持ち悪い，疲れる

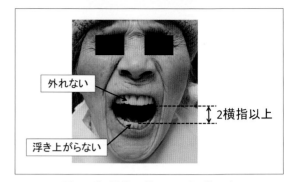

図 4.「2横指3秒ルール」の使い方
無歯顎高齢患者が上下顎義歯を装着して開口したところ．2横指以上の開口で3秒以内に，下の義歯が浮き上がるようであれば，その義歯が咀嚼・嚥下において役に立つことは難しい．

ば，舌と周囲の空間（固有口腔）が調和しているとはいえない．そこで，舌運動に対する機能訓練的アプローチとともに，後述のように口腔内装置の口蓋形態によって舌運動機能低下を代償するアプローチ（舌接触補助床，palatal augmentation prosthesis；PAP）が適用される．

3．なぜ義歯は合わなくなるのか？

リハビリテーションの現場ではいわゆる「合わない」義歯がよくみられる．もともと口腔内で使われていたときは「合っている」義歯であったはずなのに，なぜ「合わない」状態になってしまうのだろう（表1）．実は，その変化は発病からリハビリテーションに至るまでの期間に，以下のような理由のいずれかで容易に起こってしまうのである．

1）急性期中に義歯を外している間に口腔内が変化した

特に部分入れ歯の場合，数日外している間に残存歯の移動や傾斜が容易に起きるため，たちまち義歯は口腔の所定の位置に入らなくなり，無理に入れようとすると痛みを訴えることになる．

2）口腔の感覚・運動障害により，巧緻性が著しく低下した

機能が低下したために義歯の形態との調和が崩れてしまう．そのため，装着することはできても，食べたりしゃべったりする際にうまく機能せず，やがて外れてしまう．

3）もともと義歯が合っていなかった

義歯の形態に問題があったが，これまで患者が義歯に合わせて食べたりしゃべったりしていた．ところが，前述の巧緻性の低下により，もはや合わせることができなくなった．典型的なのは，口腔内に義歯を入れて開口しただけで外れたり浮き上がったりするケースで，残念ながら臨床現場では非常によくみられる．

実践編：医科から歯科への口腔内装置のオーダー方法

1．義歯が合わないときには歯科医師にどうオーダーすべきか？

歯科医師が常駐していないリハビリテーションの現場において義歯を活用する基本的な手順は，(1)義歯が合っているかどうかのスクリーニング→(2)歯科医師へのオーダー→(3)歯科医師による調整・修理→(4)食事観察によるフィードバックである．まず，(1)スクリーニングの方法については，岡山大学の皆木教授が提唱された「2横指3秒ルール（2横指開口を3秒間維持しても下顎義歯が浮き上がらない，という目安）」がわかりやすい（図4）．筆者らもリハビリテーション現場での義歯調整の基準として用いているが，咀嚼・嚥下運動を行ううえで「使いものになる」義歯の目安として妥当と考えられる．

義歯で咀嚼した際に「痛くない」ことは大前提であるが，「外れない」「浮き上がらない」という条件を満たしていないと食塊形成ができない．では，どうすれば「外れない」かつ，「浮き上がらない」義歯にできるか，というと，それは純粋に歯科の専門的知識と技術の問題なので，ここでは解説しない．重要なことは，リハビリテーション職種から歯科医師にオーダーする際に，まず義歯が合っているかいないかをスクリーニングしていただき，新しい義歯を作るのではなく，患者が使っていた

表 2. 症例の概要

73歳, 男性	
主　訴	入れ歯をつくりたい(院内消化器科からの依頼)
現病歴	3か月前からアルコール性肝炎で消化器科に入院中
既往歴	アルコール性肝炎, 尿路感染症, 腎機能障害, 高血圧症
全身所見	JCS I -2, 車椅子移動, るい痩
口腔内所見	上顎2歯のみ残存(要抜歯), 舌の動きは緩慢で可動域狭小
食事形態	米飯, 常食
<嚥下機能検査の結果>	
反復唾液嚥下テスト	0回
発声持続時間	10秒04
改訂水飲みテスト	3b点　湿性嗄声あり 自己喀出できるが喀出力は弱い
喉頭挙上量	1.5横指
フードテスト	3点(口腔内残留あり)
平均最大舌圧	15 kPa

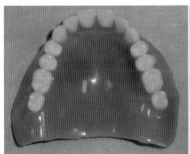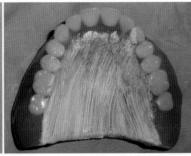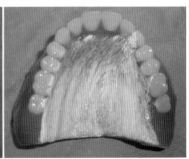

図 5. パラトグラムによる舌と口蓋との接触状況の確認
上顎義歯の口蓋部に義歯適合診査用ペーストを刷毛で塗り, 構音時と嚥下時のパラトグラムを記録.
わずかに口蓋前方部のみに舌が接触した跡がみられる.

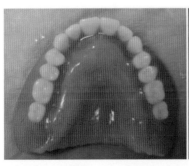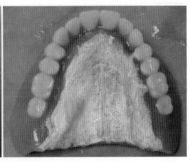

a|b

図 6. 上顎義歯の舌接触補助床(PAP)への改造
口蓋周縁部に軟性材料を盛り上げて(a)構音運動と嚥下運動を行わせ
た結果, 舌との接触状態が改善している(b).

義歯を咀嚼に役立つ形に直してほしい, と伝えて
いただくことである. もちろん, 一旦使えなく
なった義歯を使える形にするには, 1回で終了す
るような簡単な調整では済まない場合もある. 特
に, 大幅な調整が必要な場合や義歯が壊れている
場合など, 歯科技工士への依頼が必要になること
もあり, それなりの時間・回数・コストがかかる
ことを最初から想定に入れておいていただきたい.

表 3. 舌接触補助床（PAP）による効果

＜PAP 装着後 14 日目の嚥下機能検査の結果＞		
反復唾液嚥下テスト	2 回	改 善
改訂水飲みテスト	3b 点　湿性嗄声あり	不 変
	自己喀出できるが喀出力は弱い	不 変
喉頭挙上量	1.5 横指	不 変
フードテスト	5 点（口腔内残留ほぼなし）	改 善
平均最大舌圧	25 kPa	改 善

2．義歯をさらにリハビリテーションに特化した形に進化させるには？

前述したように，義歯が口腔内の形態を適切に再現できていたとしても，嚥下障害患者においてはそれで直ちに準備期・口腔期が改善するわけではない．**図 3-②**に示すように，舌運動機能の低下がある症例では，義歯を装着しただけでは「舌と調和した固有口腔形態の回復」が得られないからである．こうした場合にリハビリテーションの現場では従来舌運動訓練が行われてきたが，併用することで効果があがる「代償的アプローチ」が舌接触補助床（PAP）である．

以下に，嚥下障害患者の義歯を PAP に改造した症例（**表 2**）を示す．上下顎の義歯は最近製作されたもので，通常の調整が行われ，「2 横指 3 秒ルール」もクリアしている．しかし，フードテストと舌圧検査の結果から，準備期・口腔期における舌の動きが不良であることが疑われた．そこで，舌と上顎義歯の口蓋部との接触状況を確認するために，義歯適合診査用ペースト（昭和薬品化工社製，デンスポット）を用いて構音時と唾液嚥下時のパラトグラム（言葉を発した際の舌の硬口蓋への接触を示す図）を採得したところ，接触が非常に弱いことがわかった（**図 5**）．

検査結果を基に，既存の上顎義歯を利用して PAP への改造を行うこととした．まず，パラトグラムの結果と構音時の聴覚印象，フードテストの結果（残留部位）などを参考に，義歯の口蓋部に軟性材料（この場合は，粘膜調整材である亀水化学工業社製，Denture soft Ⅱ）を盛り上げる（**図 6-a**）．このとき，材料が咽頭に垂れ込まないように稠度を調整しておく必要がある．次に，患者の口腔内に装着して構音と唾液嚥下を行わせて舌が接触しているか確認し，過不足があれば材料の削除や追加を行う．この操作を繰り返し，十分な舌の接触が得られた時点で，再びパラトグラムを採得して確認する（**図 6-b**）．

こうして得られた PAP 形態は，患者に使用してもらいながら適宜調整し，長期的に使用する場合は歯科技工士に依頼して硬性材料（アクリルレジン）へ置換する．本症例の場合，こうした PAP への改造と，言語聴覚士による嚥下リハビリテーションにより，14 日後の検査では，準備期・口腔期の改善がみられたが，咽頭期については引き続

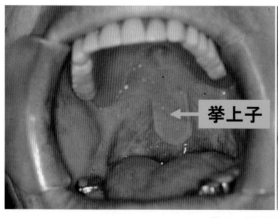
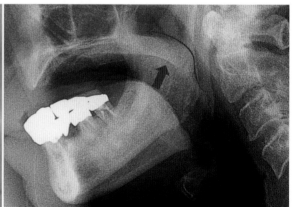

挙上子

図 7. 軟口蓋挙上装置（PLP）
上顎全部床義歯の後方に挙上子を付与し，軟口蓋を挙上することによって
鼻咽腔閉鎖不全を代償的に改善する装置.

きリハビリテーションが必要であった(**表3**).

以上のようなリハビリテーションに特化した義歯の改造は，決して特殊な器具や材料を用い，それらを扱う高度な技術を要するというものではない．ただし，歯科医師の側の条件として，基本的な義歯治療に習熟しており，それに加えて摂食嚥下リハビリテーションと咀嚼・嚥下機能に関する基本的知識を持っている必要がある．確かに，そうした歯科医師の数はまだまだ限られており，人材の育成は歯学教育と歯科界自身の取り組みの課題である．

一方，歯科医師が育つのを待つだけではなく，リハビリテーション医療の現場で歯科医師を育てることも必要だと筆者らは考える．そのためには，より積極的かつ具体的に，個々の症例に応じた義歯や，摂食嚥下障害や構音障害のリハビリテーションに特化した口腔内装置であるPAPや軟口蓋挙上装置(palatal lift prosthesis；PLP，**図7**)を歯科医師に対してオーダーしていただき，「おまかせ」ではなく「一緒に作る」という姿勢を持っていただくことが望ましい．例えば，PAPやPLPの製作過程にもし言語聴覚士が立ち会うことができれば，専門的な構音や嚥下の評価を踏まえた，より適切な装置の形態を効率的に製作できることが期待できる．

表 4. 補綴歯科医師からリハビリテーション職種に望むこと

- リハビリテーションの中に代償的アプローチとしてのオーラルアプライアンスを早期から取り入れていただきたい.
- 歯科医師におまかせではなく，リハビリテーションの目的に合わせた義歯やアプライアンスを提案してほしい.
- 医科歯科連携を検討する場において，「リハビリテーション現場で役立つ義歯やアプライアンスを提供してほしい」と発言していただきたい.
- 義歯の調整は非常に手間がかかり，時には長時間あるいは複数回行う必要があることを認識してほしい.

おわりに：歯科医師からリハビリテーションの現場に望むこと

最後に，「補綴歯科医師からリハビリテーション職種に望むこと」(**表4**)を掲げさせていただき，本稿のまとめとしたい．多くの患者が必要としている口腔内装置を「リハビリテーションにおける歯科的なアプローチ」として確立するために，リハビリテーション職種の方々が勇気を持って歯科医師との連携に踏み出していただければと念じている．

文 献

1) 小野高裕，阪井丘芳(監著)：新版 開業医のための摂食嚥下機能改善と装置の作り方 超入門，クインテッセンス出版，2019.
2) 小野高裕，増田裕次(監著)：成人〜高齢者向け咀嚼機能アップBOOK，クインテッセンス出版，2018.
3) 皆木省吾：写真と図で使える 超高齢者総義歯座右マニュアル，学術研究出版，2015.

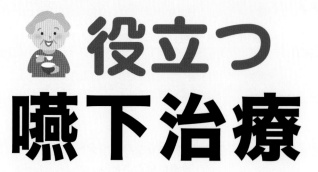

医療・看護・介護で

役立つ嚥下治療

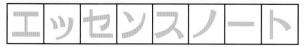
エッセンスノート

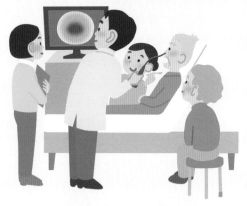

好評書籍

完全側臥位などの手法を、イラストや写真で解説！

編著 **福村直毅** 社会医療法人健和会健和会病院,
健和会総合リハビリテーションセンター長

A5判 全202頁 定価 3,300円＋税 2015年11月発行

嚥下障害治療に医師、看護・介護、歯科、言語聴覚士、栄養科など様々な視点からアプローチ！

超高齢社会を迎え、医療・看護・介護の現場で今後ますます必要とされる嚥下治療。本書は、嚥下障害の定義、咽頭・喉頭の構造、誤嚥のメカニズムなどの医学的な基礎を踏まえ、実際の検査や治療、日々のケアまで具体的に解説しました。食事介助、歯科診療、嚥下訓練、栄養管理など、各職種の専門性を活かしたチーム医療を進めるうえで知っておきたい知識も満載。
嚥下治療に関わるすべての方々のための実践書です。

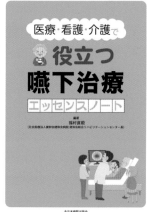

CONTENTS

 全日本病院出版会 〒113-0033 東京都文京区本郷 3-16-4 Tel:03-5689-5989
http://www.zenniti.com Fax:03-5689-8030
お求めはお近くの書店または弊社ホームページまで！

MB Med Reha **No.252**：39-46, 2020

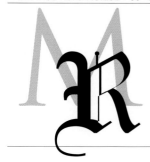

特集／リハビリテーション科医が知っておきたい「お口」の知識

口腔機能障害を改善する各種装置

高橋浩二*

Abstract　口腔機能障害を改善する装置として咀嚼障害，嚥下障害，構音障害，呼吸障害を改善する各種装置と適応症例ならびに効果を紹介する．このうち呼吸障害を改善する装置としては閉塞性睡眠時無呼吸低呼吸症候群に対する下顎前方整位装置を紹介する．それ以外の口腔機能障害すなわち咀嚼障害，嚥下障害，構音障害はそれぞれ単独の障害として出現する場合は少なく，程度は様々であるが複数の障害が同時に出現することがほとんどである．本稿では咀嚼障害を改善する装置として，一般歯科医療で提供されるクラウン，ブリッジ，義歯，デンタルインプラントなどの補綴装置に加え，上顎や軟口蓋の先天欠損，外傷，手術欠損などの症例に適用する口蓋閉鎖床，顎義歯，軟口蓋補綴装置を紹介する．嚥下障害を改善する装置としては舌の器質的障害や機能的障害に適用する舌接触補助床，オーラルディスキネジア（下顎や舌の不随意運動）を有する高齢者に適用する嚥下補助床（swalloaid）および舌がんや口底がん術後の欠損部に適用するいわゆる人口舌を紹介する．構音障害を改善する装置としては，鼻咽腔閉鎖機能不全に適用する軟口蓋挙上装置とバルブ型スピーチエイドを紹介する．最後に，特殊な症例であるが治療に極めて難渋する下顎の偏位症例に適用する当科で開発した下顎復位装置を紹介する．本稿により歯科医師が作製する装置についての理解が深まり，口腔機能障害を有する患者のリハビリテーションを担当する医師と歯科医師のコラボレーションの機会が増えることを期待したい．

Key words　口腔内装置（oral appliance），顎義歯（maxillary prosthesis），舌接触補助床（palatal augmentation prosthesis），軟口蓋挙上装置（palatal lift prosthesis），下顎復位装置（mandibular repositioning appliance）

はじめに

本稿では口腔機能障害を改善する装置として咀嚼障害，嚥下障害，構音障害，呼吸障害（閉塞性睡眠時無呼吸低呼吸症候群）を改善する各種装置を紹介するとともに適応症と効果について解説する．

1．咀嚼障害を改善する補綴装置

補綴装置とは歯の欠損を人工物で補って機能を回復させる装置で，大別して口腔内に固定される固定式補綴装置と着脱可能な可撤式補綴装置とがある．

1）固定式補綴装置

a）被覆冠（クラウン）：歯冠部の崩壊が著しい場合に適用される歯冠全体を被覆する補綴装置．通常は補綴前処置として歯髄処置（歯内療法）を行い，歯根部を利用して被覆冠を装着する支台（コア）を形成する．支台は金属や樹脂（レジン）で製作され，クラウンは金合金，陶材（セラミック），樹脂などの単体あるいは複合体で製作される．

b）橋義歯（ブリッジ）：1～2本の歯が欠損し，欠損歯の両脇あるいは複数の歯の骨植状態が良好な場合，それらの歯を支台として固定するクラウンと欠損部の人工歯を連結した装置．クラウンと

* Koji TAKAHASHI, 〒145-8515 東京都大田区北千束 2-1-1　昭和大学歯学部スペシャルニーズ口腔医学講座口腔リハビリテーション医学部門，教授

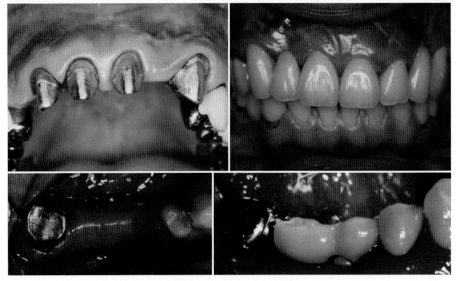

図 1．橋義歯（ブリッジ）

a：前歯部ブリッジを装着する支台　　　b：前歯部ブリッジ装着時
c：臼歯部ブリッジを装着する支台　　　d：臼歯部ブリッジ装着時

<table>
<tr><td>a</td><td>b</td></tr>
<tr><td>c</td><td>d</td></tr>
</table>

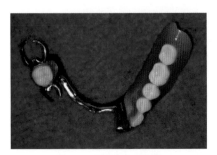

図 2．下顎部分床義歯

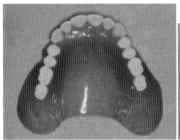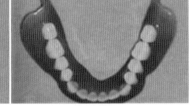

図 3．上顎の全部床義歯（a）と下顎の全部床義歯（b）　　a｜b

同様に様々な種類の材料があり，用途や部位に応じて選択する（**図 1**）．

c）デンタルインプラント：欠損歯の部分の顎骨にチタン製の人工歯根を埋め込み，その上に人工物を連結した装置．人工歯根の上方に連結する人工物としては欠損した歯に相当する人工歯と後述する可撤式補綴装置であるインプラント義歯を装着するための特殊な装置がある．

2）可撤式補綴装置

a）部分床義歯：多数の歯が欠損した症例に適用するいわゆる部分入れ歯．部分床義歯は咬合時に対顎の歯あるいは補綴装置と緊密に咬合するように人工歯を配列した義歯床，義歯床の位置を安定させるための維持装置および離れた部位の義歯床を連続させる連結装置で構成される．義歯床は歯が欠損した粘膜上に装用され，義歯床が粘膜上でその位置を保つために維持装置により残存歯に維持力を求める（**図 2**）．

b）全部床義歯：すべての歯が欠損した粘膜上に装着するいわゆる総入れ歯で，人工歯を配列した義歯床である（**図 3**）．

c）インプラント義歯：前述したデンタルインプラントの人工歯根上部に連結させた特殊な装置により維持させる義歯（**図 4**）．

d）口蓋閉鎖床，顎義歯，軟口蓋補綴装置：先天欠損，外傷や腫瘍切除により上顎，硬口蓋・軟口蓋が部分的あるいは全体的に欠損した症例に用いる（**図 5～7**）．欠損部を装置により補塡することにより鼻腔口腔交通が遮断され，障害された咀嚼機能，嚥下機能，構音機能は顕著に改善する．

2．呼吸障害を改善する補綴装置

閉塞性睡眠時無呼吸低呼吸症例に適用する口腔内装置を紹介する．

閉塞性睡眠時無呼吸低呼吸症候群（obstructive

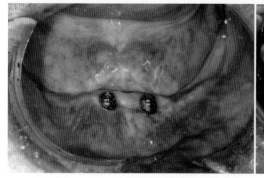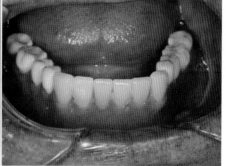

a|b

図 4. インプラント義歯
a：デンタルインプラントの人工歯根上部に連結させたインプラント義歯
　を装着するための特殊な装置
b：インプラント義歯装着時
（a, b ともに昭和大学歯学部高齢者歯科学講座教授　佐藤裕二先生ご提供）

sleep apnea hypopnea syndrome）は，睡眠中に上気道が狭窄あるいは閉塞するために，無呼吸や低呼吸が睡眠中 1 時間当たり 5 回以上出現し，かつ日中の過度の眠気を伴う疾患である．ここでは mono-block 型の下顎前方整位装置（**図 8**）とその効果（**図 9**）を紹介する．

3．嚥下障害を改善する補綴装置

　嚥下障害を改善する装置として舌の実質欠損や

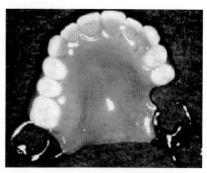

図 5. 口蓋閉鎖床
口蓋部の欠損を閉鎖する．

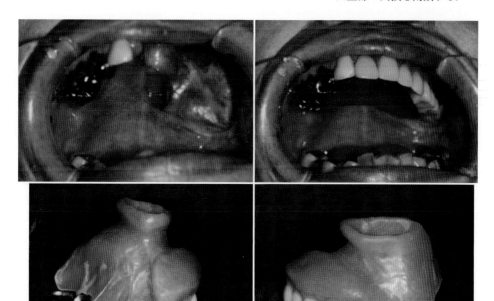

a|b
c|d

図 6. 顎義歯
a：上顎欠損症例の口腔内　　　b：顎義歯を装着した状態
c：顎義歯（前方観）　　　　　d：顎義歯（側方観）

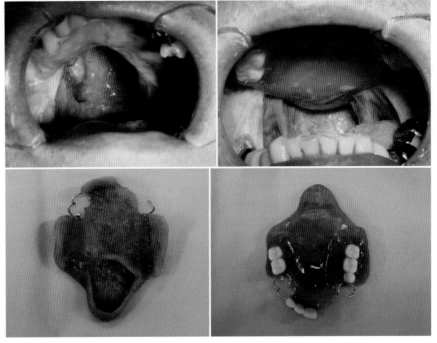

図 7. 軟口蓋補綴装置
a：軟口蓋欠損症例の口腔内　　b：軟口蓋補綴装置を装着した状態
c：軟口蓋補綴装置（上方観）　　d：軟口蓋補綴装置（下方観）

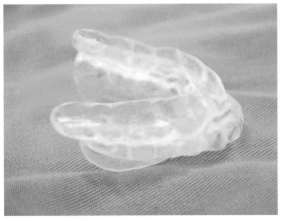

図 8. Mono-block 型の下顎前方整位装置
本装置により下顎はやや前方位で咬合が保たれるため，睡眠時の開口と開口位に伴う舌根沈下による気道閉塞を防止できる．

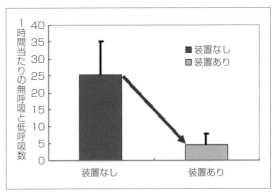

図 9. Mono-block 型の下顎前方整位装置あり，なしの2つの条件下における睡眠呼吸検査の結果（自験例 30 症例）
無呼吸低呼吸指数（1時間当たりの無呼吸イベントと低呼吸イベントの合計数）は装置装着前の約25回から装置装着により5回以下に顕著に改善した．

運動障害を有する症例に適用する舌接触補助床（palatal augmentation prosthesis；PAP）と舌・口底がん術後の口底部欠損症例に適用するいわゆる人口舌を紹介する．さらに，不安定な顎位の高齢者にみられる下顎・舌の不随意運動であるオーラルディスネジア症例に適用する嚥下補助床（swalloaid）を紹介する．

1）舌接触補助床（PAP）

　舌・口底・舌骨上筋群への手術侵襲による実質欠損や瘢痕拘縮，舌下神経麻痺などが原因で嚥下時の舌口蓋接触が不十分な症例に適用する，口蓋を厚い形状にした口蓋床．舌と口蓋床部を接触させることにより嚥下時の食塊形成・保持・咽頭への送り込みを改善すると同時に構音障害も改善す

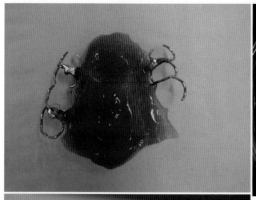
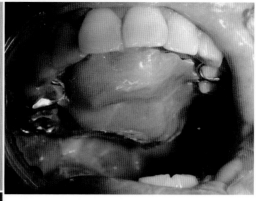
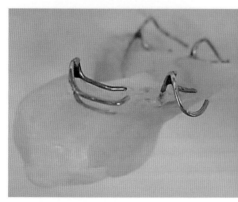

```
a c
b
```

図 10. 舌接触補助床(PAP)
a：口腔側
b：上方が舌側，下方が口蓋側
c：口腔内に装着した PAP

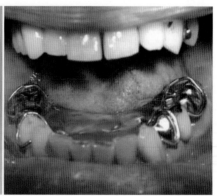

a．透明レジンで作製した人工舌　　b．透明レジン製人工舌の装着状態
図 11. 人工舌
透明であるため口底粘膜の圧迫状態と食渣の侵入を確認することができる.

る．口蓋形態を調整することにより嚥下障害の改善よりも構音障害の改善に重きを置いた PAP を作製することも可能である(**図 10**).

2）人工舌(図 11)

口底の実質欠損症例に適用し，欠損部を補填することにより同部の食渣・唾液の貯留を軽減する.

3）嚥下補助床(swalloaid)

嚥下時に下顎の位置を固定し，舌尖部の口蓋前方部への接触を改善する目的で上顎に装着する装置．下顎義歯の装着が不能な口腔ディスキネジア(下顎や舌の不随意運動)がある高齢者などに適用される(**図 12**).

4．構音障害を改善する補綴装置

構音障害を改善する装置として鼻咽腔閉鎖機能不全に適用する軟口蓋挙上装置(palatal lift prosthesis；PLP)とバルブ型スピーチエイドを紹介する.

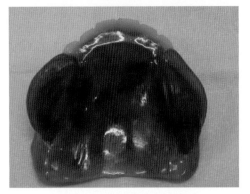

図 12. 嚥下補助床（swalloaid）
（昭和大学歯学部口腔衛生学部門教授
弘中祥司先生ご提供）

1）軟口蓋挙上装置（PLP）

　軟口蓋の形態が保たれ，挙上運動が障害されている場合にはPLPを適用する（**図13**）．ただし嘔気反射や嚥下困難感が強い場合は後述するバルブ型スピーチエイドを適用する．

2）バルブ型スピーチエイド

　軟口蓋短縮症により鼻咽腔開存部が存在し，鼻咽腔閉鎖不全を呈する症例に適用する（**図14**）．

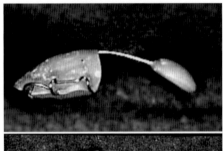

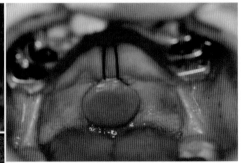

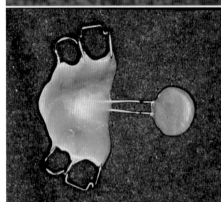

```
a c
b
```

図 13.
軟口蓋挙上装置（PLP）
　a：側方
　b：口腔側
　c：軟口蓋挙上装置（PLP）装着時
解剖学的に十分な長さを有する軟口蓋
を挙上し，鼻咽腔を閉鎖する．

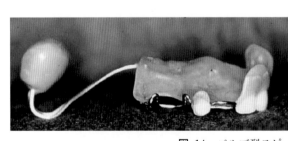

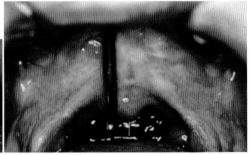

図 14. バルブ型スピーチエイド　　　　　a｜b
　a：バルブ型スピーチエイド
　b：軟口蓋短縮症（軟口蓋が短く鼻咽腔が広い）にバルブ型スピーチエイドを装着．鼻
　　咽腔開存部をバルブで閉鎖し，鼻呼吸はバルブと咽頭側壁との隙間を通して行う．

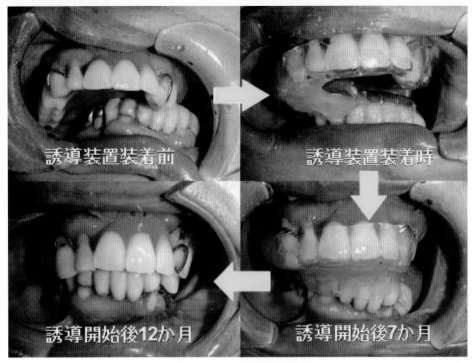

図 15. 下顎復位装置装着例
60歳, 女性. 腹直筋皮弁壊死後, 大胸筋皮弁による二次再建施行例.

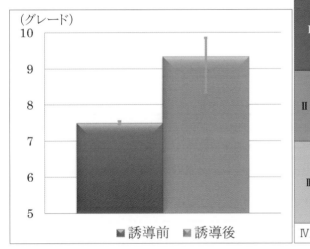

I 重症	経口不可	Gr. 1	嚥下困難または不能　嚥下訓練適応なし
		Gr. 2	基礎的嚥下訓練のみ適応あり
		Gr. 3	条件が整えば誤嚥は減り, 摂食訓練が可能
II 中等度	経口と代替栄養	Gr. 4	楽しみとしての摂食は可能
		Gr. 5	一部(1~2食)経口摂取が可能
		Gr. 6	3食経口摂取が可能だが代替栄養が必要
III 軽症	経口のみ	Gr. 7	嚥下食で3食とも経口摂取可能
		Gr. 8	特別嚥下しにくい食品を除き3食経口摂取可能
		Gr. 9	常食の経口摂取可能臨床観察と指導を要する
IV 正常		Gr. 10	正常の摂食嚥下能力

a|b
図 16. 下顎復位装置による摂食機能の改善
下顎復位装置により下顎誘導後, 藤島の摂食・嚥下能力のグ
レード(b)が7(嚥下食)から9(常食)となった(6名の平均, a).

5. 下顎偏位を改善する下顎復位装置

　下顎復位装置は下顎の連続性が失われたため咬合異常を有する患者に適用する装置で, 当科で独自に開発した. 下顎骨区域切除後には骨移植や再建プレートにより下顎の連続性を維持することが求められるが, 術後感染などの併発症などにより下顎の連続性が失われる症例もある. このような場合は瘢痕収縮によって咬合が大きく偏位することがあり, 患者の QOL は著しく低下する.

　本装置は上下顎のレジン製のスプリント(マウスピース)からなり, 上下顎にスプリントを装着した後に術者の手指によって本来の咬合位に向け

て下顎を誘導し，即時重合レジンにより上下顎の
スプリントを固定する．装置の着脱法を患者に指
導し，睡眠時ならびに日中可能な限り装着させ
る．下顎の誘導位置は患者自身で装置の着脱が可
能で，かつ長時間装置を装着できる位置とする．
約2〜4週経過し，下顎周囲の軟組織の伸展が得ら
れ，装置の着脱が容易になった時点で上下顎スプ
リントの固定を切離し，本来の咬合位に向けてさ
らに下顎を誘導し，再び上下顎のスプリントを固
定する．この作業を繰り返すことにより下顎の位
置を本来の咬合位に復位させていく（**図15**）．咬合
が復位するに従い，摂食機能の改善が得られた
（**図16**）．

文　献

1) 高橋浩二：舌・口底癌患者に対する摂食・嚥下リ
　ハビリテーションの最前線．顎顔面補綴，**33**(2)：
26-28，2010．
2) 高橋浩二：難治性の摂食・嚥下障害を有する頭頸
　部腫瘍術後患者の対応―経口摂取不能あるいは
　困難と他院で診断された頭頸部癌術後患者に対
　する入院加療―．口腔腫瘍，**21**(4)：245-254，
　2009．
3) Pigno MA, Funk JJ：Prosthetic management of
　a total glossectomy defect after free flap recon-
　struction in an edentulous patient：A clinical
　report. *J Prosthet Dent*, **89**：119-122, 2003.
4) Marunick M, Tselios N：The efficacy of palatal
　augmentation prostheses for speech and swal-
　lowing in patients undergoing glossectomy：a
　review of the literature. *J Prosthet Dent*, **91**：67-
　74, 2004.
5) 高橋浩二：障害に対する機能回復装置　摂食・嚥
　下機能回復装置．宮崎　隆ほか(編)，臨床歯科理
　工学，pp. 302-307，医歯薬出版，2006．
6) 高橋浩二：臨床講座　舌・口底癌治療後の舌機能
　障害に対する舌接触補助床について．*Dental Med
　Res*, **30**(3)：253-258, 2010.

四季を楽しむ

ビジュアル 嚥下食レシピ

好評

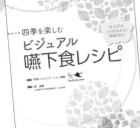

監修・執筆 宇部リハビリテーション病院
田辺のぶか，東　栄治，米村礼子

Swallowing Team

編集 原　浩貴（川崎医科大学耳鼻咽喉科　主任教授）

2019年2月発行　B5判　150頁　定価(本体価格 3,600 円＋税)

見て楽しい、食べて美味しい、四季を代表する 22 の嚥下食レシピを掲載！
お雑煮からバーベキュー、ビールゼリーまで、イベント食、お祝い食に大活躍！
詳細な写真付きの工程説明と、仕上げのコツがわかる動画で、作り方が見て
わかりやすく、嚥下障害の基本的知識も解説された、充実の 1 冊です。

目次

嚥下障害についての基本的知識
嚥下障害を起こしやすい疾患と全身状態
より安全に食べるために
　1. 嚥下の姿勢/2. 嚥下訓練・摂食嚥下リハビリテーション/3. 食事介助を行う場合の留意点と工夫
レシピ
　春　ちらし寿司/ひし餅ゼリー/桜餅/若竹汁/ぶりの照り焼き
　夏　七夕そうめん/うな丼/すいかゼリー/バーベキュー
　秋　月見団子/栗ご飯/鮭の幽庵焼き
　冬　かぼちゃの煮物/クリスマスチキン/年越しそば/お雑煮/昆布巻き・海老の黄金焼き/七草粥/
　　　巻き寿司/いわしの蒲焼き
　その他　ビールゼリー/握り寿司
　Column　α-アミラーゼの秘密/大変身！簡単お肉料理アレンジ/アレンジ!! 月見団子のソース　ほか全 7 本

食べやすさ，栄養，見た目，味を追及したレシピ！

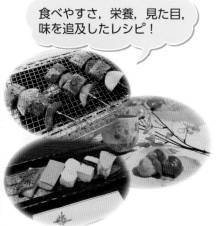

豊富な写真で工程が見てわかる！

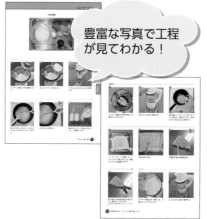

動画付きで仕上げのコツが見てわかる！

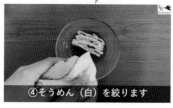
④そうめん（白）を絞ります

全日本病院出版会
〒113-0033 東京都文京区本郷 3-16-4　Tel:03-5689-5989
www.zenniti.com
Fax:03-5689-8030

MB Med Reha **No.252**：**48-53**, 2020

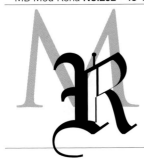

特集／リハビリテーション科医が知っておきたい「お口」の知識

歯周病と全身疾患

両角祐子*

Abstract 歯周病は，口腔内の歯周病原細菌により起こる慢性炎症性疾患である．1990年代からペリオドンタルメディシンと呼ばれる歯周病と全身疾患の研究が進められてきており，糖尿病，肥満，血管疾患，誤嚥性肺炎などとの関連が報告されている．歯周病が全身疾患に影響するメカニズムとして歯周病原細菌そのもの，または細菌の構成成分が生体内に侵入し，血行性に全身に影響を与える場合や，ポケット内で増殖した歯周病原細菌が気道を経て肺などに炎症を引き起こすことが考えられている．一方，糖尿病などのように歯周病に影響を及ぼすと考えられている全身疾患もある．今後さらに歯周病と全身疾患との関連の解明が進められるが，そのためには医科歯科連携が不可欠である．

Key words 歯周病(periodontal diseases)，ペリオドンタルメディシン(periodontal medicine)，糖尿病(diabetes)

ペリオドンタルメディシン

歯周病は，歯に付着したデンタルプラーク（バイオフィルム）が原因となり歯周組織（歯肉・歯槽骨・セメント質・歯根膜）が破壊される炎症性疾患であり，歯肉炎と歯周炎に大別される．歯肉炎は，プラークにより引き起こされた炎症が歯肉に限局している状態であり，進行すると歯周炎に移行する．歯周炎は歯と歯肉の付着が破壊され，歯根膜や歯槽骨などの深部歯周組織に炎症が波及した状態である(**図1**)．我が国では成人の約80%が歯周病に罹患しているといわれ，う蝕とともに歯を失う大きな要因となっている．

デンタルプラークは，歯や口腔に付着した細菌とその代謝産物の集塊であり，1g中に約10^{11}個の細菌が存在し，その中には歯周病やう蝕の病原菌が含まれている．歯周病の発症には細菌が不可欠であるが，進行には，宿主因子，環境因子が複雑に絡み合う多因子疾患である(**図2**)．宿主因子に

は遺伝，年齢，全身疾患などが，環境因子には喫煙，ストレス，食生活・栄養状態などが含まれる(**図3**)．

デンタルプラーク中の細菌による感染と，それに対する生体防御反応の結果，歯周病が生じるが，特定の菌が単独で感染源となるのではなく，*Porphyromonas gingivalis* や *Aggregatibacter actinomycetemcomitans* などの歯周病原細菌が発症あるいは進行に関与している．歯周炎では，歯と歯肉の付着が破壊され歯周ポケットが形成される．深い歯周ポケットでは，細菌数が増加し，歯肉上皮で形成された潰瘍面から歯肉結合組織を通じて，細菌あるいは細菌の構成成分であるリポ多糖(LPS)などの様々な病原因子が生体内に侵入し，血行性に遠隔組織や臓器へ移行し全身に影響を与える．あるいはポケット内で増殖した歯周病原細菌が気道を経て肺などへ到達し，感染などの生体応答を惹起すると考えられている．28本の歯が歯周病に侵され，すべての歯の全周に5mmの

* Yuko MOROZUMI，〒951-8580 新潟県新潟市中央区浜浦町1-8 日本歯科大学新潟生命歯学部歯周病学講座，准教授

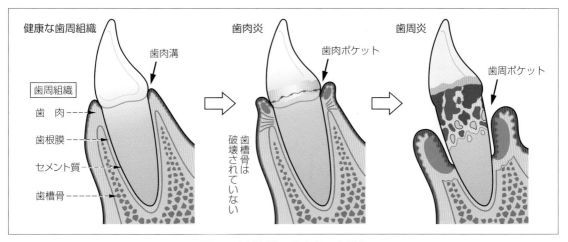

図 1. 歯周組織・歯肉炎・歯周炎

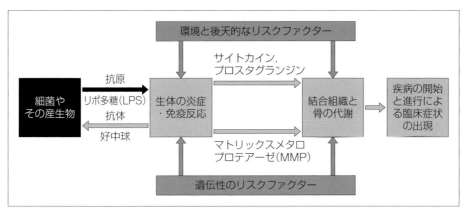

図 2. 歯周病の発症と進行

（Page RC 1997 を改変）

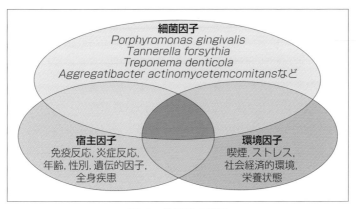

図 3. 歯周病の病因

ポケットが形成されたと仮定した場合，ポケットに面する上皮の面積は大人の掌とほぼ同程度（約72 cm²）であり，この広さで炎症が起きていることになる．

歯周病と全身疾患との関連を研究する学問をペリオドンタルメディシンと呼び，現在では歯周病と糖尿病，肥満，血管疾患，骨粗鬆症，誤嚥性肺炎，早産・低体重児出産など多くの疾患との関連が報告されている（図4）．

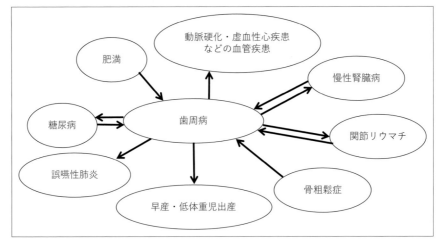

図 4. 歯周病と全身疾患との関連の概念図

歯周病と全身疾患

1. 糖尿病

糖尿病と歯周病はともに代表的な生活習慣病である. 1型糖尿病に罹患している小児・若年者では健康な対照群と比較して, 歯周病の罹患率や重症度との関連が高いことや, 2型糖尿病では, ピマ・インディアン族を対象とした研究において, 歯周病の新規発症率が約2.6倍高いことが示されている. 一方, 歯周病は糖尿病の第6番目の合併症といわれており, 歯周病と糖尿病の双方向の関係性が報告されている.

糖尿病で歯周病が進行するメカニズムとしては, 高血糖下での過剰炎症反応, 創傷治癒遅延, 肥満に伴うアディポカイン(脂肪細胞から分泌される生理活性物質)の過多な産生などが考えられる. アディポカインの多くは炎症性サイトカインであり, 炎症性サイトカインの高産生は高血糖に伴う過剰な炎症反応を一層増悪させることから, 相乗的に歯周局所の炎症を増悪させると考えられる.

一方, 歯周病が糖尿病に影響するメカニズムでは, 成熟脂肪細胞で高産生されるアディポカインのうちTNF-αは強力にインスリン抵抗性を引き起こす. インスリン抵抗性とは, インスリンは分泌されるが, 何らかの原因でその作用が障害されるものである. TNF-αは脂肪細胞によるインスリン刺激時の糖の取り込みを阻害するほか, 脂肪細胞からのIL-6産生を促進する. 内臓脂肪で産生

されたIL-6は門脈経由で容易に肝臓に流入する. こうして肝臓に流入したIL-6は肝細胞由来の急性炎症マーカーであるCRPの産生を促進する(図5).

2型糖尿病患者に対する歯周治療の影響も報告されている. ピマ・インディアン族を対象とした研究では, ドキシサイクリンを投与し歯周治療を行った群においてのみ, HbA$_{1c}$値が約1.0%低下したことや, 我が国においても高感度CRPが軽度に上昇した歯周病患者に対して局所抗菌療法を併用した歯周治療を行い, HbA$_{1c}$が有意に改善することが報告されている. メタアナリス／システマティックレビューから歯周治療で改善するHbA$_{1c}$は約0.4%であることが明らかとなっているが, これは歯周治療による炎症の軽減に伴うインスリン抵抗性の改善を介したものと考えられる.

2. 肥満

肥満の指標の1つであるBMIが高いほど歯周病罹患率が増加することや, 肥満の程度と付着の喪失の程度とが有意に相関することが報告されている. 内臓脂肪組織は, 炎症性サイトカイン(TNF-α, IL-6など)を含むアディポカインを放出することから, 肥満自体が軽微な慢性炎症状態と考えられるようになった. また, 脂肪組織から産生されたTNF-αやIL-6などのサイトカインが歯周組織の炎症を亢進し, 歯周病を悪化させている可能性が考えられている.

すなわち, 肥満という軽度の慢性炎症状態が歯周組織および歯周炎の重症化に関与すると考えられている.

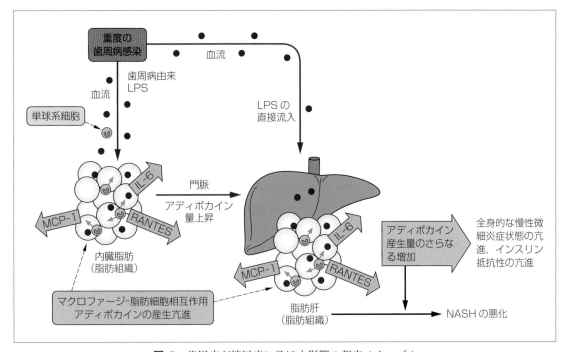

図 5. 歯周病が糖尿病に及ぼす影響の想定メカニズム
（吉江弘正ほか（編）：臨床歯周病学第 2 版，医歯薬出版，2013．より改変）

3．動脈硬化・虚血性心疾患などの血管疾患

　動脈硬化・虚血性心疾患などの血管疾患のリスク因子として，高血圧症，脂質異常症，肥満などが挙げられてきた．しかし虚血性心疾患を発症した患者の中には，これらの因子を有していない人も多く，近年，感染・炎症，抗酸化物質や心理的要因などの環境要因の関連性が考えられている．

　歯周病と冠動脈疾患との関連では，歯周病患者の冠動脈疾患のリスクがオッズ比で 1.5〜2.8 倍との報告などがあり，歯周病の罹患によって虚血性心疾患の有病率およびそれに伴う死亡率が高くなると考えられるが，虚血性心疾患の発症および進行との関連については十分なエビデンスは認められていない．

　近年，冠動脈疾患の予測因子として高感度 CRP 値が注目されている．歯周病患者の末梢血において高感度 CRP が上昇し，歯周治療によって低下することが報告されていることから，歯周病による全身性の炎症応答の亢進が血管障害の発症および進行に関連することが示唆されている．

　歯周病と動脈硬化症との関連の考えられるメカニズムとしては，① 病原細菌あるいは細菌産生物が血管内皮細胞や平滑筋細胞などの血管構成細胞を傷害する，② 病変局所で産生された，あるいは感染によって全身的に上昇した炎症性サイトカイン・メディエーターが血管に炎症性変化を誘導する，③ 病原細菌に対する免疫応答が分子相同性によって血管傷害を誘発する，が主要な病因と考えられている．

4．骨粗鬆症

　骨粗鬆症は女性に多く発症するが，これは閉経後に性ホルモンであるエストロゲンの分泌が急速に低下することによる．歯周病と骨粗鬆症は，ともに骨に変化が生じる疾患であり，関連性を解明する研究が進められている．骨粗鬆症の女性は，歯周組織の進行が認められるとの報告もあるが，現在のところ因果関係は確立されていない．歯周病と骨粗鬆症の関連のメカニズムとして，骨粗鬆症による顎骨の骨密度の低下，さらにエストロゲンの分泌低下による炎症性サイトカインの産生亢進が生じ，歯周病に影響を及ぼす可能性が考えられている．

5．誤嚥性肺炎

　誤嚥とは，唾液や食物，逆流した胃液などが

誤って下部気道に侵入することをいう．嚥下機能や咳反射が低下している高齢者では，唾液に混入した歯周病原細菌などを不顕性に誤嚥し，誤嚥性肺炎を発症する危険性が高い．

誤嚥性肺炎の発症や悪化と歯周病の関連性を明確に示すエビデンスは乏しいが，慢性肺疾患患者ではデンタルプラークから検出される肺炎原因菌の陽性率が高いことや，動物実験において歯周病原細菌の生死にかかわらず呼吸器系に炎症を起こすことが示されている．また，誤嚥性肺炎と口腔衛生状態との関連では，特別養護老人ホームの入居者を対象とした調査において，口腔内の細菌量の減少は誤嚥性肺炎に関連する発熱の予防に効果的であると報告されている．これらのことから，口腔内細菌の量を減少させる歯周治療が高齢者の肺炎の予防に不可欠であるといえる．

6．早産・低体重児出産

歯周病と早産・低体重児出産との関連では，中等度以上に進行した歯周病に罹患した妊婦は，健康な歯周組織を有する妊婦と比較し，低体重児を出産するリスクが7倍以上高いことが報告されている．一方，妊娠中期の歯周治療では早産・低体重児出産の予防の効果はないとの報告もされている．

歯周病が早産・低体重児出産に及ぼすメカニズムとしては，歯周病原細菌が血液中に侵入し胎盤や羊水，臍帯などに定着する可能性や，歯周病変局所における炎症反応で産生された血中の炎症性物質（IL-1，IL-6，TNF-α，プロスタグランジンなど）の濃度上昇が頸管熟化や子宮収縮を引き起こす可能性などが考えられている．

7．慢性腎臓病（CKD）

CKD は歯周病の発症と進行に影響を及ぼす可能性が示されている．英国での大規模疫学研究においてCKD 患者における歯周病の罹患率は健常対照者と比較して有意に高いことや，日本においても75歳以上の高齢者を対象とした研究において，歯周炎症組織の面積が大きいと腎機能低下のリスクが高くなることが報告されている．さらに，糖尿病や高血圧の併発によるCKD の悪化に

よって，歯周病が重症化する可能性も示されている．

8．関節リウマチ

近年，歯周病と関節リウマチの関連が数多く報告されるようになってきている．歯周病と関節リウマチは双方向の関係にあることが考えられ，関節リウマチに罹患している群では，罹患していない群と比較して，歯と歯肉の付着の喪失が1.17倍，歯の喪失は2.38倍高いことが報告されている．また，中等度以上の歯周病患者では，健常者と比較し，関節リウマチのリスクが高いことが認められている．

歯周病と関節リウマチは，いずれも慢性炎症性疾患であり，IL-1，IL-6，TNF-α などの炎症性サイトカイン，プロスタグランジン E_2 などの酵素が組織破壊に関与しているなど共通の病因・病態が認められる．

関節リウマチが歯周病に及ぼす影響として，手指の機能障害によりプラークコントロールが困難になることや，リウマチ薬の副作用による易感染性や骨粗鬆症が考えられる．一方，歯周病が関節リウマチに及ぼす影響では，歯周病原細菌の1つである *Porphyromonas gingivalis* 感染の病原性も考えられている．

おわりに

1989年より厚生省（当時）と日本歯科医師会が推進している「80歳になっても20本以上自分の歯を保とう」という8020運動という取り組みがある．この運動の開始当初の8020達成率は7%程度（平均残存歯数4〜5本）であったが，2016年の調査では51.2%に達している（**図6**）．残存歯数の多い高齢者の増加は，歯周病を有している高齢者の増加，つまり感染リスクを有している高齢者の増加を示す（**図7**）．歯周病と全身の状態に関連する研究が進められ，エビデンスが蓄積されてきている．本稿で示した疾患以外にもアルツハイマー病や非アルコール性脂肪性肝炎などと歯周病との関連も報告されてきている．今後，健康寿命の延伸

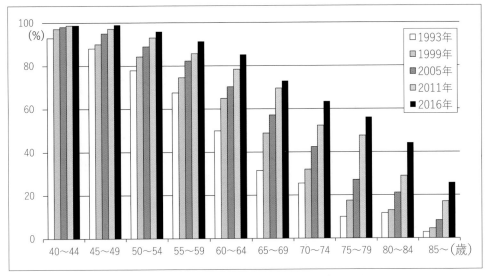

図 6. 20 本以上の歯を有する者の割合の年次推移
（厚生労働省：平成 28（2016）年歯科疾患実態調査より）

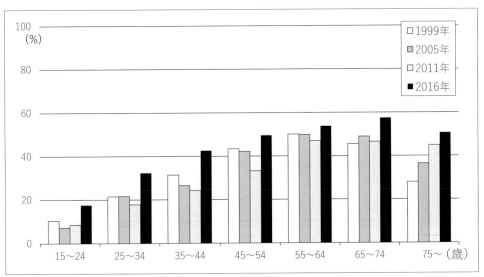

図 7. 4 mm 以上の歯周ポケットを有する者の割合の年次推移
（厚生労働省：平成 28（2016）年歯科疾患実態調査より）

のためにも，さらなる医科歯科連携が必要である．

文　献

1）特定非営利活動法人日本歯周病学会（編）：歯周病
　と全身の健康，2016.
　Summary 歯周病と全身疾患のエビデンスをまと
めたものである．

2）Yoneyama T, et al：Oral care and pneumonia.
　Oral Care Working Group. *Lancet*, **354**：515,
　1999.
　Summary 口腔ケアが誤嚥性肺炎の予防に寄与す
ることを報告している．

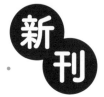
新刊

ストレスチェック時代の
睡眠・生活リズム
改善 実践マニュアル
―睡眠は健康寿命延伸へのパスポート―

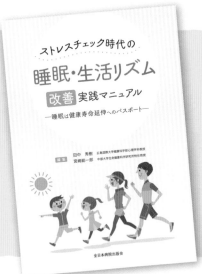

編集　田中　秀樹　広島国際大学健康科学部心理学科教授
　　　宮崎総一郎　中部大学生命健康科学研究所特任教授

2020年5月発行　B5判 168頁 定価（本体価格3,300円＋税）

睡眠に問題のある患者さんに、どのように指導・説明し、生活習慣やストレスを改善するのか？子どもから高齢者まで誰にでも実践できる睡眠指導のノウハウをこの一冊に凝縮しました！

本書巻末に実際に使用している資料を掲載！

CONTENTS

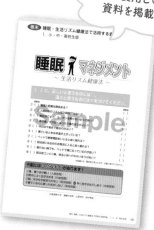

全日本病院出版会　〒113-0033 東京都文京区本郷 3-16-4　Tel:03-5689-5989
www.zenniti.com　　　　　　　　　　　　　　　　　　　Fax:03-5689-8030

MB Med Reha **No.252**：**55-60**, 2020

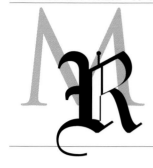

特集／リハビリテーション科医が知っておきたい「お口」の知識

在宅高齢者の口腔の特徴と医科歯科連携

若杉葉子[*1]　戸原　玄[*2]

Abstract　在宅高齢者の口腔内は放置されており，口腔内の問題により常食を食べられない患者は少なくない．しかしながら，訪問歯科の周知率は高くなく，その必要性の認識も低い．何より，後回しになることが多い．実臨床では，在宅高齢者に対する訪問歯科の介入により常食を食べられるようになったり，禁食の患者が食べる楽しみを回復できたりする例は多い．患者や家族の希望を叶えられるようにしていくことが必要である．つまり，要介護高齢者に歯科の介入があるか否かを確認し，介入がない場合には退院時に訪問歯科に入るよう家族やケアマネジャーに伝えていただき，歯科につなぐことが必要であると考える．

Key words　口腔機能低下(oral hypofunction)，医科歯科連携(medical and dental care across borders)，口腔機能回復(recovery of oral function)

在宅療養高齢者の数

75歳以上の高齢者の数は2025年に2,000万人を超えるとされている．また，60%以上の国民が自宅療養を望んでいる．そのような中で，在宅療養患者のうち歯科治療が必要な患者は90%に上るが，実際に治療を受けているのは30%に満たないという報告がある[1]．このデータは少し古く，今は多少改善していると思われるが，まだ改善の余地は大きいと考える．

在宅高齢者の口腔内

筆者の在籍している医療法人は首都圏に12クリニック(都内には9クリニック)あり，同じ法人内に医科と歯科が存在している．今現在，都内の法人の在宅患者の20%強に歯科が入っているが，これは決して高い数値とはいえない．この値を増やし，歯科が必要な患者に届けるためには，歯科

関係者以外の多くの人に在宅療養高齢者の口腔内を知っていただく必要がある．

上記の数値をみてわかるように，まず第一に高齢者の口腔内は放置されている．また，訪問歯科の周知率は低い．患者の家に訪問診療に行くと，訪問歯科の存在を知らなかったといわれることは未だ多い．歯科介入の必要性の認識も高いとはいえず，後回しになることが多い．歯科治療は1回で終わらないことが多いため，通院を継続することもさせることも難しく，治療の中断が往々にして起きている．

一方で，在宅患者の歯科初診時の嚥下障害重症度分類(Dysphagia Severity Scale；DSS)を調べると，54%の人に何らかの摂食嚥下障害があると判断された．この中で，口の中に問題があって食事をよく食べられない患者は26%存在した．4人に1人である．そして，歯科の介入により約半数が回復し，常食を食べられるようになった(**図1**)．

[*1] Yoko WAKASUGI，〒105-0004 東京都港区新橋5-14-10 新橋スクエアビル7F　医療法人社団悠翔会 悠翔会在宅クリニック歯科診療部／東京医科歯科大学高齢者歯科学分野
[*2] Haruka TOHARA，東京医科歯科大学摂食嚥下リハビリテーション学分野，教授

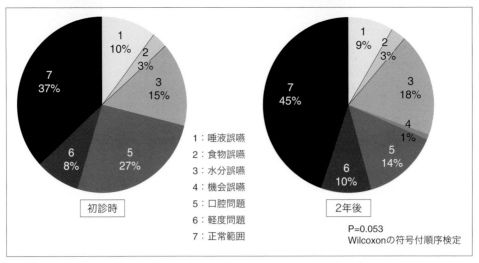

図 1. 初診時と 2 年後の嚥下障害重症度分類（DSS）

すなわち，放置されている口腔内に歯科が介入することで機能の改善が期待できる在宅高齢者は少なくない.

具体的な問題

在宅高齢者の口腔内によくみられる問題点は，う蝕，歯周病，欠損した歯のトラブル（義歯不適合，インプラント周囲炎），粘膜疾患（口腔カンジダ症），薬剤関連顎骨壊死，口腔機能低下であり，それにより食べる楽しみの減少が生じる.

1．う蝕と歯周病

う蝕と歯周病は歯の 2 大疾患である. 若年者のう蝕は減少傾向にあるが，要介護高齢者のう蝕はその限りではない. 8020 運動が功を奏して残存歯が多い現代の高齢者は，要介護状態になってからう蝕が頻発する. 若年者と違うのは，う蝕の発生場所である. エナメル質から始まることは少なく，歯頚部から始まることが多い. 痛みが出ないまま進行し，気づくと歯が折れてしまう. 歯が根元から折れると咀嚼にかかわれる歯が減るので，一般的なう蝕と比べてタチが悪い（**図 2**）. これは歯磨きを忘れてしまう認知症の患者や歯磨きは忘れないが上肢の動きが悪く歯ブラシを歯に適切に当てることのできない患者（パーキンソン病など）で多い. そのため，う蝕予防のために口腔ケアを実施したり，フッ素を多く含む歯磨剤の使用を勧めたりする. また，食べるものにも影響を受ける.

ショ糖の入っている飴を常時なめていたり，濃厚流動食を飲んでいたり，起きているときに甘いものを食べてそのまま寝るような生活を送っていたりするとカリエス（むし歯）リスクは上昇する. 唾液の分泌が減少し口腔乾燥を呈すると，プラーク（歯垢）の停滞はより重度になる. そのため，う蝕予防のための口腔ケアは患者のカリエスリスクを判定したうえで頻度を決めて継続することが必要である.

歯周病も多い. 口腔内の細菌叢や咬合に影響を受けるが，口腔衛生状態の不良から歯槽骨の吸収が進み，歯の動揺が進む. 在宅高齢者で多いのは，歯の動揺が著しく食事中に痛みがあるにもかかわらずそれを表出できず，食欲不振を呈することである. 一方で，抜歯が適応であっても，抗凝固薬の内服や骨粗鬆症の治療により抜歯をしてもらえない高齢者もいる. どのような全身状態であれば抜歯が可能であるかを判断できる歯科医師が多くはないという問題点もある.

その他，歯周病と全身疾患との関連（糖尿病，誤嚥性肺炎，膿胸などの呼吸器疾患，細菌性心内膜炎などの歯性感染症の可能性のあるもの，自己免疫疾患，掌蹠膿疱症など）があり，これら多様な疾患のリスクを高めることが疫学研究により明らかになった[2)3)]. そのため，これらの疾患を既往歴に持つ要介護高齢者でも口腔ケアの導入が望ましい.

う蝕も歯周病も痛みにより食事量の低下につな

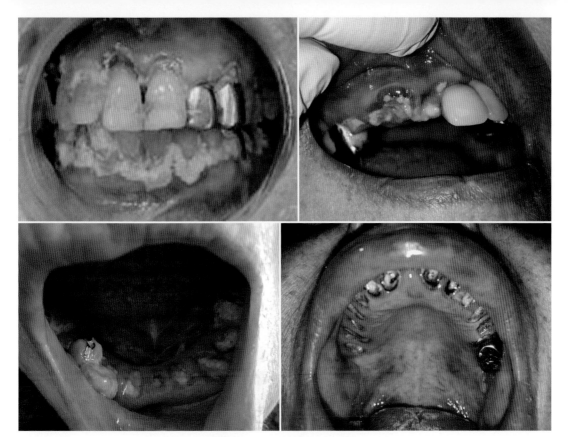

図 2. 要介護高齢者の口腔内

a：歯と歯茎の境目にプラーク（歯垢）が停滞している.
b：歯が折れて根だけ残った状態. 歯茎が腫れて出血しやすい.
c，d：根のみとなった歯が増えていくと咀嚼障害が生じる.

がることが問題である. 食べられる口を維持する
ための基本に, う蝕と歯周病への介入がある.

2. 欠損した歯のトラブル（図3）

　歯がないところは咬合を回復する必要がある.
多くの場合義歯で補綴するが, 最近はインプラン
トを選択した高齢者が増えてきており, 義歯不適
合とインプラント周囲炎の問題が山積している.
義歯の不適合により食事に支障をきたしているこ
とは多いので, 義歯を使用している場合は歯科医
師の定期的なチェックが望ましい. 訪問診療で
は, 技術をもってしても義歯の安定が難しい患者
が存在することは事実であるが, 改善の余地があ
る人も多い. また, 改善できない不適合があると
きにどうするかを相談していくことも訪問歯科の
重要な仕事であり, 義歯の安定や咀嚼が難しく
なってきたときに食形態の指導や栄養指導を患者
の希望や家族の能力と総合して相談していく.

　インプラントも歯と同様にケアが必要であり,
セルフケアができない場合には口腔ケア・メンテ
ナンスの必要がある. しかし, インプラントの有
無や施術した歯科医院を本人以外が知らないこと
も多く, 訪問診療でのインプラントのメンテナン
スは今後の課題と思われる.

　また, 独居の在宅高齢者や施設入居高齢者で
は, 義歯（インプラント上の義歯も含む）を外さず
にずっと装着したままのことが少なくない. 外す
と紛失してしまうことや介護の手が届かないこと
もあり, 常時装着したままで洗うこともなく過ご
している. そのため, 義歯性カンジダ症を発症し,
ひどくなると口角炎に至る. それでも命にはかか
わらないため介入が難しい. ケアマネジャーや家
族, 訪問看護師などとの情報共有が求められる.

　最近, 義歯の手入れを毎日していないと過去1
年間の肺炎のリスクが1.3倍高かったという研究

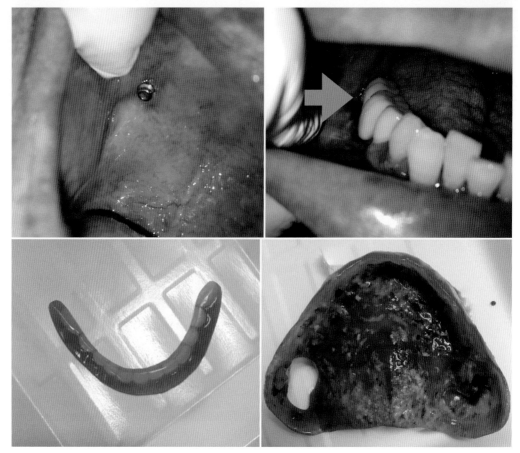

図 3. 要介護高齢者の補綴物の問題
a：インプラントの存在を知らないと口腔ケアの必要性につながりにくい.
b：右下奥歯はインプラントであるが，形状が不良のため少し触っただけで出血する.
c：著しく不適合な義歯の一例
d：著しく汚れの付着している義歯の一例

a	b
c	d

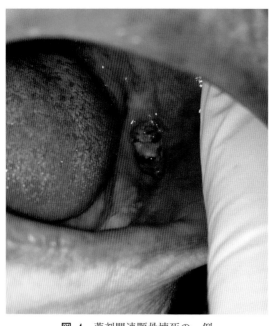

図 4. 薬剤関連顎骨壊死の一例
　　自覚症状はなし.

が発表された[4]. この数値が高いのか低いのかは議論の余地があるが，義歯の不潔が肺炎のリスク因子であることが示されたのは初めてであり，重要なことと思う.

3. 薬剤関連顎骨壊死（図4）

　ビスホスホネート系の薬剤による骨吸収抑制薬関連顎骨壊死も生じることがあり，長期内服していることの多い在宅療養患者ではそのリスクも高い.

　骨粗鬆症の治療のためにビスホスホネートを内服している場合は0.001〜0.01%の発生頻度といわれているが，実際の発症率はこの報告より高いだろうといわれている. しかしながら，がんの治療のための薬剤関連顎骨壊死と比べると範囲は狭く，臨床症状の出現に至ることは少ない. そのた

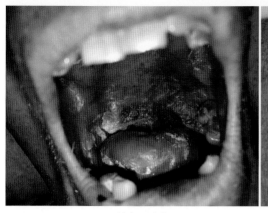
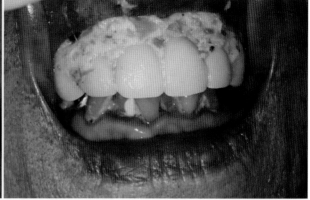

a．禁食の患者　　　　　　　　　　　b．食事をしているが発語のない患者

図 5．口腔衛生状態不良

め，ハイリスクの患者か否かの判断(ステロイドの内服や重度の糖尿病の有無，口腔衛生状態，喫煙，飲酒，貧血)を評価し，医科歯科連携をとることで内服を継続していくことが理想的と考える．治療的休薬によって壊死骨の分離が進み治癒に至ることも多いので，都度コンサルトしていく．また，口腔内の衛生状態の影響は大きいので，内服を継続している要介護高齢者では口腔ケアでの介入が必須である．

4．口腔機能低下

口腔機能の低下は，口腔衛生状態不良，唾液の分泌量の低下による口腔乾燥，咬合力の低下，舌口唇機能の低下を指す．その結果，摂食嚥下障害(咀嚼機能低下，嚥下機能低下)が生じる．

口腔衛生状態不良は言わずと知れた問題である．誤嚥性肺炎の原因になる可能性，う蝕や歯周病の進行により歯を失い食の楽しみが減少する可能性があるため，患者の状態に応じて口腔衛生維持のための介入が必要である．特に，口を使う頻度が低い患者ほど重要であり，禁食の患者や発語のない患者ほど必要性は高い(**図 5**)．

咀嚼を難しくするのは義歯だけでなく，唾液量の減少・口腔乾燥の影響もある．副作用に口腔乾燥を引き起こす薬剤は少なくなく，それがポリファーマシーにより助長される．水分摂取量の減少や口を使う頻度の減少があるとより顕著である．パンなどパサパサしたものは，咀嚼によって唾液を食塊と混和して嚥下しやすい食塊を形成をするが，それができずに，食べにくいという訴え

や窒息のリスクにつながってしまう．このような場合は，食事の工夫について伝えたり内服薬について主治医と相談したりする．

咬合力の低下は全身的な筋力の低下や残存歯の減少により生じる．全身的な筋力の低下による噛む力の低下を改善することは難しいが，残存歯の減少による場合は歯科治療により改善することがある．筆者も義歯を作製した患者から，義歯を作って好物のたくあんを食べられるようになったときはすごく嬉しかったと感想をいただいたことがある．硬いものが好きだった患者はお粥や柔らかいものを食べないこともあり，改善可能な状態を見過ごさないことが必要である．

舌口唇機能の低下に関しては，食べこぼしや滑舌の低下，口腔内残留の増加として現れる．加齢やサルコペニアに伴う舌圧の低下や舌運動の巧緻性の低下が報告されている．これらは歯科治療やリハビリテーションにより改善する場合もあるが，改善が見込めない場合に代償法を考えていく．

口腔機能低下は歯科疾患とも密接に関連している．口腔機能低下により口腔内に食物が残るようになると，う蝕や歯周病が著明に進む．う蝕や歯周病により歯を失うとさらに口腔機能が低下する．そのため，患者の口腔機能をアセスメントし可及的に維持するために何が必要なのかは，機能障害と器質的な疾患を総合的に診察していく．

医科歯科連携

在宅でも医科歯科連携の重要性は言われて久し

い．筆者は医師と同じ法人で勤務しているため，医科歯科連携ができたうえで患者さんの診察をすることができる．医師と顔の見える関係が確立していること，カルテを共有できることは大変なアドバンテージであり，その先にウェルビーイングがあると考える．医科歯科連携は在宅高齢者をみるうえで必須の手段であり，目的である患者や家族の希望を最大限叶えるために何ができるのかを一緒に考えていく．

終わりに

訪問診療を続けていると，家族と同じものを食べたい，外食をしたいという希望に出会うことが多い．機能低下に合わせて食形態を下げることは簡単ではなく，摂取量の減少につながることも少なくない．食べられるものでなく食べたいものを食べ続けさせることは簡単なことではなく，常に頭を悩ませることではあるが，そのために歯を残すこと，口腔機能を維持することは非常に重要である．また，常食を食べることが難しくなってきたときに管理栄養士と協力して食べやすさと美味しさを追求していくことは今後ますます求められ

ることと思う．

そのためには，歯科につないでいただくことが必要である．特に退院後は重要である．入院に至る全身状態悪化のきっかけの1つに口の問題があることは少なくない．要介護高齢者が入院してきたときに歯科の介入がなかった場合は，退院するときに訪問歯科に入ってもらうよう家族に伝えていただきたいと思う．なぜなら，歯科の介入により食事の楽しみを回復できる可能性が大きいからである．

文　献

1) 平成14年厚生労働科学研究報告書
2) 北村正博，村上伸也：総論歯周病と全身疾患．医のあゆみ，**232**(3)：161-166，2010.
3) 山崎和久：口-腸連関から考える歯周病と全身の関係．日歯周病会誌，**59**(秋季特別号)：108，2017.
4) Kusama T, et al：Infrequent Denture Cleaning Increased the Risk of Pneumonia among Community-dwelling OlderAdults：A Population-based Cross-sectional Study. *Sci Rep.* **9**：13734，2019.

MB Med Reha No.252：61-68, 2020

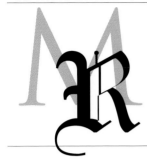

特集／リハビリテーション科医が知っておきたい「お口」の知識

口腔ケア
―ホームケアから周術期まで―

古屋純一*1　　日高玲奈*2

Abstract　口腔ケアは医科において最もなじみの深い歯科的な用語であるが，その意味は用いられる現場によって異なる．学会の定義では口腔ケアは一般用語であり，歯科用語としては口腔健康管理という．口腔健康管理とは，歯科治療を含めた口腔機能管理，口腔衛生管理，日常的ケアである口腔ケアで構成されている．本稿ではそれらの概念について解説し，ホームケア，歯科医院で行うプロフェッショナルケア，医科歯科連携による周術期等口腔機能管理について解説する．また，病院や施設で療養する要介護高齢者に対する口腔ケアの実際について述べる．口腔ケアの最終目標は口腔環境と口腔機能の整備を通じた誤嚥性肺炎・低栄養の予防・改善，QOL の維持・向上であり，特に摂食嚥下リハビリテーションを円滑に進めるうえでその基本となるものである．そのため，リハビリテーション科医を中心として医科と歯科の積極的な連携と，本人や家族を含めた多職種協働による口腔ケアが推奨される．

Key words　口腔ケア(oral health care)，ホームケア(home care)，プロフェッショナルケア(professional care)，多職種協働(inter-professional working)

口腔ケアとは

1．口腔ケアの定義（口腔健康管理の定義）

　口腔ケアという言葉は，リハビリテーション医学に限らず，医科で最もよく知られている歯科的な用語である．一般に，医科の現場において口腔ケアという用語は口腔清掃を意味することが多く，患者本人が行うセルフケア，家族や介護者が行うケア，医科専門職が行うケア，そして歯科専門職が行うケアまでのすべてを意味して用いられる．

　従来より口腔ケアという用語は多様な分類が混在し，様々に用いられてきた（**図1**）．口腔ケアを，口腔衛生だけでなく口腔機能の賦活や訓練としてのケアも含める形で捉え，器質的口腔ケアと機能的口腔ケアに分類する形が古くから用いられてきた．また，口腔清掃を狭義の口腔ケア，器質的口腔ケアと機能的口腔ケアを包含したものを広義の口腔ケアとする認識も存在した．さらに，口腔ケアを実施者や職種によって，本人や家族・介護者が行う日常的口腔ケアと，専門職が行う専門的口腔ケアという分類が用いられることもある．

　こうした口腔ケアという用語にまつわる混乱を背景として，高齢者の歯科医療を専門とする日本老年歯科医学会では，口腔ケアは「口腔清掃を含む口腔環境の改善から摂食嚥下の機能回復や維持・増進を目指した行為すべてを含む一般用語」と定義しており，学術用語としては口腔健康管理という用語を指定している．また，日本歯科医学会は，口腔健康管理を口腔機能管理，口腔衛生管理，口腔ケアの3つに大別し，それぞれの項目を提示している（**図2**）．口腔機能管理と口腔衛生管理は歯科専門職の関与が強く，口腔ケアには他職種や本人・家族も関与する．

*1 Junichi FURUYA，〒 145-8515 東京都大田区北千束 2-1-1　昭和大学歯学部高齢者歯科学講座，講師
*2 Rena HIDAKA，東京医科歯科大学大学院医歯学総合研究科地域・福祉口腔機能管理学分野，助教

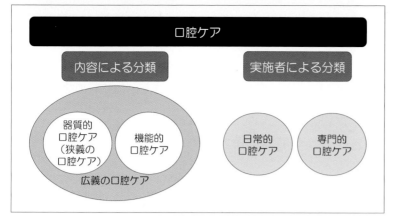

図 1.
従来の口腔ケアの概念

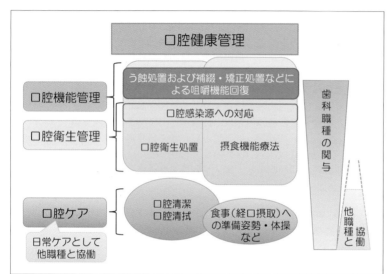

図 2.
口腔健康管理の概念
(日本歯科医学会「口腔ケア」に関する検討委員会, 2015. より引用, 一部改変)

2. 口腔機能管理と口腔衛生管理

　口腔機能管理には, 歯科医師が行う抜歯や義歯調整などの歯科治療に加えて, 歯科医師(または歯科医師の指示を受けた歯科衛生士)が行う摂食機能療法が含まれており(表1), 医療としてのケアと摂食嚥下リハビリテーションの一部が包含されている. また, 口腔衛生管理には, 歯科医師・歯科衛生士によるバイオフィルムの除去, 清掃困難な部位の清掃・洗浄などの従来のいわゆる器質的口腔ケアが含まれている. 口腔機能管理は口腔の機能面へのアプローチ, 口腔衛生管理は口腔環境における衛生面へのアプローチという概念であるが, 口腔機能と口腔環境, 口腔衛生は本来一体化したものであるため, 口腔健康管理は口腔機能と口腔衛生の両面から実施することが重要である.

3. 口腔ケア

　歯磨きに代表される口腔清潔に関する行為と,

いわゆる食前の嚥下体操や健口体操などの食事への準備等に関するものに大別される. 口腔ケアは, 本人や介護者によるホームケア, 医科専門職や歯科専門職によるプロフェッショナルケアを含め, 日常的な口腔のケアとして本人や家族を含めた多職種が協働しながら行うものである.

口腔ケアの実際

1. ホームケア

　口腔内には多くの細菌が存在しており, 口腔衛生や口腔機能を良好な状態に維持しなければ, う蝕や歯周病に罹患するリスクが高まるだけでなく, 全身の健康状態にも影響し得る. したがって, 家庭で本人や家族が毎日行う日常的なホームケアは極めて大事である.

　口腔衛生の維持には, 口腔内細菌のエサや住み処となるプラーク(歯垢)を除去することで, 口腔

表 1. 口腔健康管理の実際

口腔健康管理			
口腔機能管理	口腔衛生管理*	口腔ケア	
		口腔清潔など	食事への準備など
項目例		項目例	
う蝕処置 感染根管処置 口腔粘膜炎処置 歯周関連処置* 抜歯 ブリッジや義歯などの処置 ブリッジや義歯などの調整 摂食機能療法 など	バイオフィルム除去 歯間部清掃 口腔内洗浄 舌苔除去 歯石除去 など	口腔清拭 歯ブラシの保管 義歯の清掃・着脱・保管 歯磨き など	嚥下体操指導（ごっくん体操など） 唾液腺マッサージ 舌・口唇・頬粘膜ストレッチ訓練 姿勢調整 食事介助 など

＊歯周関連処置と口腔衛生管理には重複する行為がある

（日本歯科医学会「口腔ケア」に関する検討委員会，2015 より引用，一部改変）

内の常在菌を可及的に少なくすることが不可欠で，これをプラークコントロールという．プラークコントロールには，プラークが付着しないような口腔環境の整備と，付着したプラークの機械的・化学的除去の2つがある．前者にはシュガーコントロール，咀嚼を要する食品などバランスの良い食事の摂取，禁煙などが含まれる．後者には，歯ブラシや歯間ブラシ，デンタルフロスなど様々な清掃用具の使用や歯磨剤や洗口剤の使用がある．プラークコントロールにおいては，歯ブラシによって歯垢を機械的清掃を行い，含嗽などによって口腔外に除去することが最も効果的である．

また，口腔機能のホームケアとしては，摂食嚥下機能低下を有する要介護高齢者やフレイル高齢者では，食前の嚥下体操や健口体操などを行うのも良い．近年，フレイルやサルコペニア，要介護状態の予防に口腔機能の維持・向上が関連することが明らかになっており，オーラルフレイル対策として患者自らが自分事として口腔機能の維持・向上に取り組むことが推奨されている[1]．

1）ホームケアで使用する清掃器具（図3）

a）歯ブラシ（図3-a）：歯ブラシは，①食物残渣やプラークの除去，②歯肉のマッサージ，③口腔粘膜の清掃，④舌の清掃，⑤口腔機能のリハビリテーションに使用される．使用用途や使用感の違いにより多くの種類が販売されている．一般的には，歯ブラシ先端のヘッドが小さめで，毛の硬さは普通～柔らかめで，ハンドルが握りやすいものが良いとされている．セルフケアが自立している場合には，本人の清掃技術やADLを考慮して選択し，介護者が行う場合には介護者の技術や本人の協力度を考慮する．ヘッドが小さく，毛が柔らかいほうが愛護的に行いやすいが，清掃効率は劣る．空間認知や手先の器用さが低下している場合には，ヘッドが大きめの歯ブラシのほうが当てやすく，かえって使いやすい場合もある．

b）粘膜ブラシ（図3-b）：粘膜ブラシは，歯ではなく舌や頬などの口腔粘膜の機械的清掃のためのブラシである．入院中の有病者や要介護高齢者などで，使用することが多い．健常者では，含嗽や食事・飲水などによって自然と清掃され，舌以外の口腔粘膜にプラークが貯留することは稀で，用いられることはほとんどない．歯ブラシに比べて，毛の硬さが非常に柔らかく，口腔粘膜を効率的に清掃できるよう大きめのヘッドになっていることが多い．一方で，大きめのヘッドだと口腔内で操作しにくい場合があるため，図3-bのような柔らかい介助用歯ブラシを粘膜ブラシとして用いることも多い．

c）デンタルフロス・歯間ブラシ（図3-c）：プラークが最も貯留しやすい歯間部の清掃に適した補助的清掃器具である．歯ブラシだけでは歯間部のプラークを完全に除去することは難しいため，これらを用いて歯間部の清掃を行ったほうが良

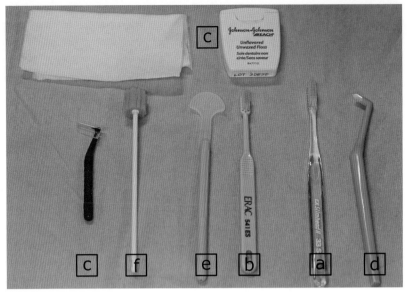

図 3. ホームケアに使用する清掃用具例

い．基本的にはフロスを用いた清掃が推奨されるが，手先の器用さが求められるため，要介護高齢者には不向きなことがある．また，隙間が大きい場合の清掃には歯間ブラシが用いられる．

d）タフトブラシ(図 3-d)：歯ブラシよりも小さく，1 本の毛先だけで構成された歯ブラシ．歯ブラシではアプローチがしにくい部位や歯間部の清掃，孤立している歯，口腔内に装着された人工補綴物の周囲の清掃に適している．

e）舌ブラシ(図 3-e)：舌には健常者でも舌苔と呼ばれる付着物が生じることがある．舌ブラシは舌苔除去専用の粘膜ブラシであり，ワイヤータイプ，シリコンタイプなど様々なものが存在する．薄い白色の舌苔が付着することが多く，すべてを無理に除去する必要はない．入院中の高齢者や要介護高齢者では，舌苔が厚く付着することもあり，誤嚥性肺炎の原因である口腔内細菌のリザーバーや，口腔内の不快感や味覚障害の原因になり得るため，可及的に清掃する．舌苔は白色以外にも，黄色や黒色を呈することもあり，黒色の場合には黒毛舌と呼ばれ，日和見感染を疑う．

f）スポンジブラシ(図 3-f)：含嗽可能な場合やセルフケアが自立している場合には用いることはほとんどなく，主に介護者が用いる．粘膜ブラシとして用いられることが多く，口腔粘膜の清

拭，口腔粘膜に付着した食物残渣，プラーク，痂皮，痰などの除去に用いる．スポンジのため極めて愛護的に行うことができ，また，水分や保湿剤を口腔粘膜に塗布する際にも使用しやすい．単回使用が原則である．

g）歯磨剤・洗口剤：化学的清掃効果として，プラーク付着予防や口臭の予防，口腔内を爽快にするなど種々の効果が得られる．口腔乾燥が強い場合には乾燥を助長することがあるため，アルコールフリーの製品を使用したほうが良い．洗口剤は含嗽によって用いるが，介護者が用いる場合には，スポンジブラシや歯ブラシを浸して用いることもある．

2．歯科医院で行う口腔のケア

1）歯科医療従事者によるプロフェッショナルケア

口の健康を維持するためには，ホームケアに加えて歯科医師や歯科衛生士によるプロフェッショナルケアが必須である．プロフェッショナルケアでは，バイオフィルムを機械的に破壊して，う蝕や歯周病などの歯科疾患を予防するだけでなく，セルフケア指導や美味しく食事を食べるための支援，モチベーションの維持・向上も行う．

a）歯周組織検査とプラークの染め出し：う蝕や歯周病の状態を検査し，また，セルフケアでコ

ントロールしにくい場所を視覚的に理解しやすく
するために，染め出し剤を用いてプラークの染め
出しを行う．

b）**歯磨き指導（tooth brushing instruction；
TBI）**：検査結果を踏まえて，プラーク除去が困難
な部位を中心に実際に口腔内で器具を操作しなが
らどのようにすれば除去が可能かを指導する．ま
た，口腔衛生や口腔機能，食事などに関する生活
習慣指導も実施する．

c）**歯石除去と歯面研磨・歯面清掃**：歯面に沈
着した歯石や色素沈着，プラークを機械的操作に
よって除去する．粗造な歯面を滑沢にし，再付着
を防ぐだけでなく，爽快感や審美的な満足度を上
げることで患者のモチベーションを維持できるよ
う支援する効果がある．

2）医科歯科連携による周術期口腔ケア

予定手術の入院前に歯科医院において前述した
プロフェッショナルケアを受けることで，がんや
心疾患の周術期リスクを軽減することが明らかに
なっており，医科歯科連携による周術期口腔ケア
（周術期等口腔機能管理）が推奨されている．入院
前には，歯周病による動揺歯や大きなう蝕など手
術時や手術後に問題になりそうな歯科疾患にあら
かじめ対応することが重要である．また，患者に
対する口腔ケア指導を行い，誤嚥性肺炎など医科
疾患治療中の合併症の重症化の予防に取り組む．
歯科医院にて歯科疾患のコントロールを十分に行
うためには，入院前に十分な時間が必要となるた
め，手術決定後に可及的早期に歯科に周術期等口
腔機能管理の依頼を出す必要がある．

3．病院，施設，在宅で行う口腔ケア

病院，施設，在宅において，本人や家族による
口腔ケアに加えて，看護師，介護福祉士，ホーム
ヘルパー（訪問介護員），言語聴覚士，歯科医師，
歯科衛生士など医科歯科介護の多職種が協働して
行う口腔ケアについて述べる．

**1）病院・施設・在宅で療養する患者に対する
医科歯科連携による口腔ケア**

歯科医師や歯科専門職による入院中や療養中の

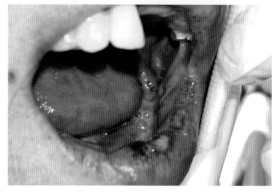

図 4．がん周術期の口内炎

高齢者に対する口腔衛生管理の目的は，誤嚥性肺
炎の予防と口腔機能の賦活，そして他職種や家族
に対する日常的口腔ケアの指導である．また，口
腔衛生管理は口腔機能管理と車の両輪の関係にあ
るため，咀嚼や嚥下，食事や栄養など口腔機能へ
のアプローチを併せて行うことが重要である．そ
の際には，治療だけでなく代償法などによる支援
を含めたICFに基づくリハビリテーション医学の
考え方が重要である．医科と歯科の連携による口
腔ケアについては，診療報酬上の評価がされてい
るものもある．

a）**周術期等口腔機能管理**：入院中の患者に対
する周術期の口腔ケアは，手術そのものの予後を
向上させ，誤嚥性肺炎や術後感染の発症を防ぎ，
低栄養を予防して，入院日数の短縮に寄与するこ
とが明らかとなっている．そのため，入院中の周
術期患者に対する医科歯科連携による口腔ケアが
推奨され，手術前後の歯科による口腔衛生と口腔
機能の管理が診療報酬によって評価されている．
歯科だけでなく医科の手術点数にも加算（200 点）
があるのが特徴である．口腔内の状態に合わせた
口腔ケア方法の提案や日常的口腔ケアの支援，歯
科専門職による口腔清掃，歯科治療などの口腔機
能管理を行う．がん，骨髄移植，抗がん剤や放射
線治療など口腔内に口内炎（**図4**）などの問題が生
じやすい疾患が適応となっていたが，近年，手術
を伴う脳血管疾患や人工関節置換術も対象に含ま
れた．また，化学療法中の患者や終末期などの緩
和ケア管理中の患者も，口腔乾燥や口腔カンジダ
症など，口腔の問題が生じやすいことから，周術
期等口腔機能管理の適用となっている（**表2**）．

表 2. 周術期等口腔機能管理

手術前	入院中	退院後
歯科に通院	歯科が訪問診療	歯科に通院
• 頭頸部・呼吸器・消化器などのがん，心臓血管外科，臓器移植，骨髄移植に対して，手術や化学療法などが決定後，医科から歯科に依頼 • 口腔ケア指導 • 挿管時のトラブルになり得る動揺歯やう歯の抜歯や固定 • 可及的なう蝕・歯周病治療 • 義歯修理・調整など	• 病院歯科や歯科診療所が医科病棟に訪問診療 • 脳卒中や人工関節置換術も適応 • 化学療法や緩和ケア中も周術期等口腔機能管理が可能 • 術後の肺炎や低栄養予防が目的 • 口腔の状態に適した口腔ケア指導 • 専門的口腔ケアの提供 • 口腔粘膜炎の発症予防と症状緩和 • 応急的な歯科治療や口腔機能の賦活による経口摂取支援	• 退院後にかかりつけ歯科に受診 • 口腔ケア指導 • 義歯新製作などの本格的な歯科治療

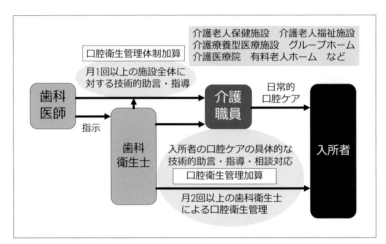

図 5. 介護保険施設での口腔ケア

b）NST における医科歯科連携：多くの病院で組織されている NST（栄養サポートチーム）に歯科医師が参加することで，医科の入院基本料の加算である栄養サポートチーム加算（200 点）に歯科医師連携加算（50 点）が追加される．歯科医師や NST 活動の一環として，以下のような対応を行う．

• NST 回診時，病棟からの依頼や必要に応じて，口腔内診査・口腔管理を行う
• 口腔管理（口腔清掃方法，口腔乾燥に対するケア，義歯の使用方法など）に関して，患者本人または看護師などへの指導・助言
• 歯科医療関係者による専門的な口腔管理の必要性の判断
• 歯科治療の必要性の判断，必要に応じて応急処置，緊急性がない場合は歯科治療の依頼

c）介護保険施設における口腔衛生管理：要介護者に対する歯科専門職による口腔衛生管理は誤嚥性肺炎の発症を有意に低下させる．そのため，特別養護老人ホーム（特養）や介護老人保健施設（老健），介護医療院，グループホーム，有料老人ホームなどの介護保険施設において，歯科医師や歯科医師の指示を受けた歯科衛生士が，介護職員に対する口腔ケアに係る技術的助言および指導を月 1 回以上行うことが推奨されており，口腔衛生管理体制加算および口腔衛生管理加算として施設サービスが評価されている（図 5）．歯科医師および歯科医師の指示を受けた歯科衛生士は以下のような口腔ケアに係る技術的助言および指導行う．

• 口腔内状態の評価方法
• 適切な口腔ケアの手技，口腔ケアに伴うリスク管理
• 口腔ケアに必要な物品整備の留意点
• その他当該施設において日常的な口腔ケアの実施にあたり必要と思われる事項のうち，いずれ

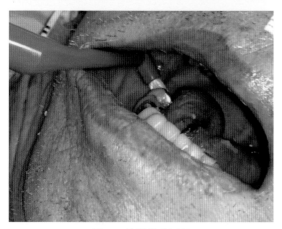

図 6. 清掃補助用具

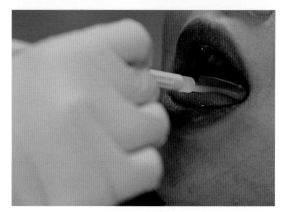

図 7. 舌清掃

かに係る技術的助言および指導
• 歯科医療への橋渡し

2）病院・施設・在宅で療養する患者に対する口腔ケアの実際

　口腔ケアの基本は自立支援である．患者や介護者によるセルフケアを可及的に支援し，不足する部分を専門職によるプロフェッショナルケアで補うようにする．口腔衛生状態が著しく不良な場合には，プロフェッショナルケアによる徹底的な清掃を最初に行っておくと，その後の日常的口腔ケアが容易となる．全身状態に留意しながら，愛護的に行うのが基本である．

＜口腔清掃の前準備＞

① **声かけ・脱感作**：これから何をするかを伝え，脱感作を行うことで可及的に拒否行動や過敏を排除する．必要に応じて顔を拭く，唾液腺マッサージなども行うと良い．

② **アセスメント**：意識，呼吸，循環などの全身状態，口腔の状態を評価する．口腔のアセスメントには，OHAT（Oral Health Assessment Tool）やOAG（Oral Assessment Guide）などのアセスメントツールを用いると多職種での情報共有が行いやすい．

③ **ワセリンの塗布と義歯の撤去**：口唇が乾燥していることが多いため，必要に応じて口唇や口角にワセリンを塗布する．義歯があれば，撤去する．

④ **含嗽・口腔の湿潤**：意識レベルや嚥下障害，ADL，認知面などの問題によって含嗽による湿潤が困難な場合には，代替法によって口腔を湿潤させる．保湿液やジェルとスポンジブラシや粘膜ブラシを用いて，口腔内全体を湿潤させる．特に乾燥痰の付着が認められる場合には，時間をかけて十分に湿潤させておく．

＜口腔清掃＞

⑤ **歯間部や動揺歯などの清掃困難な部位の清掃**：本人・家族や他職種では清掃が困難な部位を優先的に清掃する．拒否がある場合には，アプローチが容易な外側の清掃から始めることも多い．歯間ブラシやタフトブラシ，フロスなどの補助用具を用いる（**図6**）．

⑥ **歯の清掃**：歯ブラシによって歯全体のブラッシングを行いつつ，⑤で浮かした汚れを回収する．口腔の湿潤時にジェルを使用しておくと，液体よりも汚れが飛散しにくい．一般に，柔らかい歯ブラシほどブラッシング時の痛みが少ない反面，清掃効率が悪い．歯ブラシの選択には，易出血性や乾燥などの粘膜の状態や，歯ブラシの技術に合わせて選択すると良い．

⑦ **粘膜の清掃**：粘膜ブラシやスポンジブラシによって口腔粘膜を清掃する．歯の清掃によって飛散した汚れを回収する側面もある．粘膜の乾燥が強いと疼痛や出血を生じやすいため，十分に湿潤させた状態で，愛護的に行う．頬や硬口蓋の粘膜だけでなく，舌背の粘膜や軟口蓋も行うが，嘔気を惹起させないように注意が必要である．舌背部の舌苔清掃には，専用の舌ブラシを用いるのも良い．歯がない場合にも粘膜の清掃は必須である（**図7**）．

⑧ **含嗽・口腔の清拭**：含嗽または代替法によっ
て，歯と粘膜の清掃によって生じた口腔内の汚
れを口腔外に回収する．含嗽困難な場合には，
洗浄と吸引が効果的である．また，湿らせた
ガーゼや口腔ケアウェットティッシュによる
口腔の清拭も含嗽と同等の効果がある．スポン
ジブラシも清拭に使われることが多い．

⑨ **義歯の清掃**：義歯用ブラシによるブラッシング
を行う．バネの周囲の清掃が不十分になりやす
いため注意が必要である．

⑩ **仕上げの保湿**：乾燥が強い場合には，スプレー
タイプの保湿剤を用いて仕上げの保湿を行う．

＜口腔機能管理へつなげる＞

⑪ **口腔機能訓練**：口腔機能の賦活や摂食嚥下リハ
ビリテーションを目的とした口腔機能訓練を
行う．

まとめ

リハビリテーション医学において，口腔ケアの
最終目標は口腔環境と口腔機能の整備を通じた誤
嚥性肺炎・低栄養の予防・改善，QOL の維持・向
上である．特に，口から食べる楽しみを支え，栄
養状態を改善する摂食嚥下リハビリテーションを
円滑に進めるうえでは，口腔ケアはその基本とな
るものである．一般に口腔ケアというと口腔衛生
管理が中心になることが多いが，口腔機能管理に
も目を向け，両者を車の両輪として捉えたうえ
で，患者の口腔ケアを進めると良い．そのために
は，リハビリテーション科医を中心とした医科と
歯科の積極的な連携が重要であり，また，本人や
家族を含めた多職種協働による口腔ケアがポイン
トとなる．

文 献

1) 飯島勝矢ほか：歯科診療所におけるオーラルフレ
イル対応マニュアル 2019 年版，日本歯科医師会，
2019.
　Summary オーラルフレイルについて，その定義
から検査方法などが細かく記載されている．

第 31 回日本末梢神経学会学術集会

会　期：2020 年 9 月 11 日(金)，12 日(土)
会　場：ホテルスプリングス幕張
　　　　〒 261-0021 千葉県千葉市美浜区ひび野 1-11
　　　　TEL：043-296-3111
会　長：桑原　聡(千葉大学大学院医学研究院 脳神経内科学)
テーマ：煌めく末梢神経学の未来をめざして
演題募集期間：2020 年 2 月 6 日～4 月 9 日(延長いたしません)
特別講演：Peter C Amadio(Mayo Clinic)「Entrapment Neuropathy」
特別講演：Ivo van Schaik(University of Amsterdam)「CIDP」
　　　　　　　　　　　　以上，演題名は仮題です.
教育講演：Common disease としての末梢神経疾患，超音波による末梢神経の微細形態学，iPS 細胞を用いた神経疾患病態解明と創薬
特別企画：末梢神経学会の 31 年
シンポジウム：末梢神経再生と機能再建，炎症性末梢神経疾患のトピックス，末梢神経疾患と脊椎・脊髄疾患の接点，手根管症候群の病態を多面的に考える

厚生労働省セッション，産業医学講座，学会賞候補セッション，メディカルスタッフ・レジデント実技セミナー，エコー実技セミナー

日本整形外科学会，日本神経学会，日本リハビリテーション医学会，日本手外科学会，日本形成外科学会，日本臨床神経生理学会，産業医の専門医認定更新単位申請を予定しております.

詳細は HP においてお知らせいたします：http://jpns31.umin.jp/index.html

第 31 回日本末梢神経学会学術集会運営事務局：

株式会社サンプラネット メディカルコンベンション事業部
〒 112-0012　東京都文京区大塚 3-5-10
　　　　　　　住友成泉小石川ビル 6 階
TEL：03-5940-2614　FAX：03-3942-6396
E-mail：jpns31@sunpla-mcv.com

第 47 回関東膝を語る会

日　時：令和 2 年 11 月 14 日(土)13：00～18：00(予定)
会　場：東京女子医科大学病院　総合外来センター
　　　　5 階　大会議室
　　　　〒 162-8666　東京都新宿区河田町 8-1
　　　　TEL：03-3353-8111(代表)
第 47 回関東膝を語る会　当番世話人：
　　　　樋口　博(あさくらスポーツリハビリテーションクリニック院長)
　　　　〒 371-0811　群馬県前橋市朝倉町 249-1
　　　　TEL：027-265-6522
一般演題：13：15～16：50
特別講演：17：00～18：00
「若年アスリートの外側半月板単独損傷―外科治療の限界と今後の展望―」
大阪府立大学総合リハビリテーション学研究科
　　　　　　　　　　　　教授　堀部秀二　先生
一般演題募集締切日：令和 2 年 8 月 31 日(月曜)必着
応募方法：演題名，演者名，所属，住所，電話番号，FAX 番号，メールアドレスを明記の上，400-800 字以内の抄録を Microsoft Office Word (可能な限り Windows)にて作成し，メールに添付の上，ご応募下さい.
お申込先：第 47 回関東膝を語る会　事務局
　　　　　担当：仲澤文彦(あさくらスポーツリハビリテーションクリニック)
　　　　　E-mail アドレス：naka.jimu@asakura-reha.com

FAX による注文・住所変更届け

改定：2015 年 1 月

　毎度ご購読いただきましてありがとうございます.

　読者の皆様方に小社の本をより確実にお届けさせていただくために，FAX でのご注文・住所変更届けを受けつけております. この機会に是非ご利用ください.

◎ご利用方法

　FAX 専用注文書・住所変更届は，そのまま切り離して FAX 用紙としてご利用ください. また，注文の場合手続き終了後，ご購入商品と郵便振替用紙を同封してお送りいたします. **代金が 5,000 円をこえる場合，代金引換便とさせて頂きます.** その他，申し込み・変更届けの方法は電話，郵便はがきも同様です.

◎代金引換について

　本の代金が 5,000 円をこえる場合，代金引換とさせて頂きます. 配達員が商品をお届けした際に，現金またはクレジットカード・デビットカードにて代金を配達員にお支払い下さい(本の代金＋消費税＋送料). (※年間定期購読と同時に 5,000 円をこえるご注文を頂いた場合は代金引換とはなりません. 郵便振替用紙を同封して発送いたします. 代金後払いという形になります. 送料は定期購読を含むご注文の場合は頂きません)

◎年間定期購読のお申し込みについて

　年間定期購読は，1 年分を前金で頂いておりますため，代金引換とはなりません. 郵便振替用紙を本と同封または別送いたします. 送料無料，また何月号からでもお申込み頂けます.

　毎年末，次年度定期購読のご案内をお送りいたしますので，定期購読更新のお手間が非常に少なく済みます.

◎住所変更届けについて

　年間購読をお申し込みされております方は，その期間中お届け先が変更します際，必ずご連絡下さいますようよろしくお願い致します.

◎取消，変更について

　取消，変更につきましては，お早めに FAX，お電話でお知らせ下さい.

　返品は，原則として受けつけておりませんが，返品の場合の郵送料はお客様負担とさせていただきます. その際は必ず小社へご連絡ください.

◎ご送本について

　ご送本につきましては，ご注文がありましてから約 1 週間前後とみていただきたいと思います. お急ぎの方は，ご注文の際にその旨をご記入ください. 至急送らせていただきます. 2〜3 日でお手元に届くように手配いたします.

◎個人情報の利用目的

　お客様から収集させていただいた個人情報，ご注文情報は本サービスを提供する目的(本の発送，ご注文内容の確認，問い合わせに対しての回答等)以外には利用することはございません.

　その他，ご不明な点は小社までご連絡ください.

株式会社 全日本病院出版会　〒 113-0033 東京都文京区本郷 3-16-4-7 F
電話 03(5689)5989　FAX03(5689)8030　郵便振替口座 00160-9-58753

FAX 専用注文書

5,000 円以上代金引換

ご購入される書籍・雑誌名に○印と冊数をご記入ください

○	書 籍 名	定価	冊数
	運動器臨床解剖学—チーム秋田の「メゾ解剖学」基本講座— 新刊	¥5,940	
	ストレスチェック時代の睡眠・生活リズム改善実践マニュアル 新刊	¥3,630	
	超実践！がん患者に必要な口腔ケア 新刊	¥4,290	
	足関節ねんざ症候群—足くびのねんざを正しく理解する書— 新刊	¥5,500	
	読めばわかる！臨床不眠治療—睡眠専門医が伝授する不眠の知識—	¥3,300	
	骨折治療基本手技アトラス—押さえておきたい 10 のプロジェクト—	¥16,500	
	足育学　外来でみるフットケア・フットヘルスウェア	¥7,700	
	四季を楽しむビジュアル嚥下食レシピ	¥3,960	
	病院と在宅をつなぐ 脳神経内科の摂食嚥下障害—病態理解と専門職の視点—	¥4,950	
	ここからスタート！睡眠医療を知る—睡眠認定医の考え方—	¥4,950	
	カラーアトラス　爪の診療実践ガイド	¥7,920	
	睡眠からみた認知症診療ハンドブック—早期診断と多角的治療アプローチ—	¥3,850	
	肘実践講座　よくわかる野球肘　肘の内側部障害—病態と対応—	¥9,350	
	医療・看護・介護で役立つ嚥下治療エッセンスノート	¥3,630	
	こどものスポーツ外来—親もナットク！このケア・この説明—	¥7,040	
	野球ヒジ診療ハンドブック—肘の診断から治療，検診まで—	¥3,960	
	見逃さない！骨・軟部腫瘍外科画像アトラス	¥6,600	
	パフォーマンス UP！　運動連鎖から考える投球障害	¥4,290	
	医療・看護・介護のための睡眠検定ハンドブック	¥3,300	
	肘実践講座 よくわかる野球肘　離断性骨軟骨炎	¥8,250	
	これでわかる！スポーツ損傷超音波診断 肩・肘＋α	¥5,060	
	達人が教える外傷骨折治療	¥8,800	
	ここが聞きたい！スポーツ診療 Q & A	¥6,050	
	見開きナットク！フットケア実践 Q & A	¥6,050	
	高次脳機能を鍛える	¥3,080	
	最新　義肢装具ハンドブック	¥7,700	
	訪問で行う 摂食・嚥下リハビリテーションのチームアプローチ	¥4,180	

バックナンバー申込（※ 特集タイトルはバックナンバー 一覧をご参照ください）

❀メディカルリハビリテーション(No)

No＿＿＿＿　　No＿＿＿＿　　No＿＿＿＿　　No＿＿＿＿　　No＿＿＿＿
No＿＿＿＿　　No＿＿＿＿　　No＿＿＿＿　　No＿＿＿＿　　No＿＿＿＿

❀オルソペディクス(Vol/No)

Vol/No＿＿＿　Vol/No＿＿＿　Vol/No＿＿＿　Vol/No＿＿＿　Vol/No＿＿＿

年間定期購読申込

❀メディカルリハビリテーション　　　　　　No.　　　　　　　　から

❀オルソペディクス　　　　　　Vol.　　　No.　　　から

TEL：	（　　　）	FAX：	（　　　）

ご 住 所	〒		
フリガナ		診療	
お 名 前		要捺印	科目

全日本病院出版会行

FAX 03-5689-8030

年　　月　　日

住 所 変 更 届 け

お 名 前	フリガナ	
お客様番号		毎回お送りしています封筒のお名前の右上に印字されております8ケタの番号をご記入下さい。
新お届け先	〒　　　　都　道 　　　　　府　県	
新電話番号	（　　　　　）	
変更日付	年　　月　　日より	月号より
旧お届け先	〒	

※ 年間購読を注文されております雑誌・書籍名に✓を付けて下さい。

- ☐ Monthly Book Orthopaedics（月刊誌）
- ☐ Monthly Book Derma.（月刊誌）
- ☐ 整形外科最小侵襲手術ジャーナル（季刊誌）
- ☐ Monthly Book Medical Rehabilitation（月刊誌）
- ☐ Monthly Book ENTONI（月刊誌）
- ☐ PEPARS（月刊誌）
- ☐ Monthly Book OCULISTA（月刊誌）

FAX 03-5689-8030

全日本病院出版会行

Monthly Book Medical Rehabilitation

バックナンバー在庫

2020 年　年間購読のご案内

年間購読料　40,150 円（消費税込）

年間 13 冊発行

（通常号 11 冊・増大号 1 冊・増刊号 1 冊）

送料無料でお届けいたします！

各号の詳細は弊社ホームページでご覧いただけます.
☞www.zenniti.com/

※各号定価(本体価格 2,500 円＋税)(増刊・増大号を除く)

編集主幹：宮野佐年　医療法人財団健貢会総合東京病院
　　　　　　　　　　リハビリテーション科センター長
　　　　　　水間正澄　医療法人社団輝生会理事長
　　　　　　　　　　昭和大学名誉教授

No.252　編集企画：
弘中祥司　昭和大学教授

Monthly Book Medical Rehabilitation　No.252

2020 年 8 月 15 日発行　（毎月 1 回 15 日発行）
定価は表紙に表示してあります.
Printed in Japan

発行者　末　定　広　光
発行所　株式会社　全日本病院出版会
〒 113-0033 東京都文京区本郷 3 丁目 16 番 4 号 7 階
　　　電話（03）5689-5989　Fax（03）5689-8030
　　　郵便振替口座 00160-9-58753

印刷・製本　三報社印刷株式会社　　　電話（03）3637-0005
広告取扱店　⦅資⦆日本医学広告社　　　電話（03）5226-2791